Das Komplette Crockpot-Kochbuch für Einsteiger

1001 Tage Einfache und Erschwingliche Rezepte für Tägliches Langsames Kochen

Avail Stantly

INHALT

EINFÜHRUNG

In diesem Buch werden wir 1001 Tage lang schnelle, einfache und köstliche Gerichte entdecken, die Sie mit Ihrem Crock Pot zubereiten können. Und Sie werden eine breite Palette von Gerichten (Frühstück, Eintöpfe, Desserts und mehr), jedes Rezept enthält die Vorbereitungszeit, Nährwertangaben, Kochanweisungen und Zutaten, die notwendig sind, um die Gerichte vorzubereiten. Wenn Sie diese köstlichen Gerichte erst einmal mit diesem Kochbuch ausprobiert haben, werden Sie und Ihr Crock Pot sicher unzertrennlich werden.

Ich liebe Gerichte, die einfach und unkompliziert sind, aber auch viel Geschmack haben. Seit ein paar Jahren habe ich meinen Crock Pot und als ich ihn eines Tages zu benutzen begann, habe ich mich schnell in ihn verliebt. Er ist so einfach und multifunktional. Jetzt ist er zu meinem unverzichtbaren Küchengerät geworden, mit dem ich jeden Tag koche, fast jede Mahlzeit.

Dieses Buch wurde sorgfältig geschrieben, um den Bedürfnissen aller gerecht zu werden, die gerne kochen, Geld sparen möchten, schmackhafte Gerichte mit hohem Nährstoffgehalt genießen möchten und sich die Mühe der Zubereitung sparen wollen. Alle Rezepte sind Ein-Topf-Mahlzeiten. Sie brauchen keine Beilagen, denn diese Rezepte für den langsamen Kocher sind vollständige, köstliche und befriedigende Mahlzeiten für sich allein. Sie werden sogar eine Menge Tricks und Kniffe erfahren, um Crock-Pot-Rezepte schmackhafter zu machen und mehr Koch- und Zubereitungszeit zu sparen. Ich garantiere Ihnen, dass Sie den Umgang mit dem Crock Pot schnell lernen werden. Und mit jeder Mahlzeit, die Sie zubereiten, werden Sie sich immer wohler fühlen.

Lesen Sie weiter und erfahren Sie mehr!

WAS IST EIN CROCK-POT?

Crockpot, technisch gesehen ein elektrischer Heizofen (unabhängig von der Marke) mit einem Keramik- oder Porzellantopf, der mit einem Glasdeckel versehen ist, um die Wärme und Feuchtigkeit im Inneren zu halten.

Das Gerät verfügt über zwei Heizstufen, eine hohe (normalerweise 300°F) und eine niedrige (200°F), wobei die meisten Modelle inzwischen über eine Warmhaltefunktion verfügen. Es gart die Speisen langsam bei niedriger Temperatur, wobei die Hitze die Speisen umgibt und sie schnell auf eine sichere Temperatur bringt.

Die direkte Hitze des Topfes, die lange Garzeit und der Dampf, der in dem dicht verschlossenen Behälter entsteht, zerstören alle Bakterien, was diese Garmethode zu einem sicheren Verfahren macht.

KOCHEN MIT CROCK POT

Schalten Sie ihn ein: Fragen Sie jeden, der seinen Kochtopf regelmäßig benutzt, und er wird Ihnen sagen, wann er einmal vergessen hat, ihn anzuschließen oder einzuschalten. Das ist fast schon eine Selbstverständlichkeit. Vergewissern Sie sich immer, dass Sie ihn eingeschaltet haben, bevor Sie gehen.

-Lassen Sie den Deckel geschlossen: Lassen Sie Ihren Crock Pot in Ruhe! Einer der Vorteile des Kochens in einem Crock-Pot ist, dass Sie einfach alles hineinwerfen und es kochen lassen können. Jedes Mal, wenn Sie den Deckel anheben, verlängert sich die Kochzeit um 15-20 Minuten, weil Sie die Wärme, die sich im Topf befand, ablassen.

-Nicht zu viel Flüssigkeit zugeben: Slow Cooker lassen durch ihren dichten Verschluss nicht viel Verdunstung zu, daher sollten Sie nicht zu viel Flüssigkeit zugeben.

-Wählen Sie das richtige Fleischstück - Die besten Fleischstücke für einen Slow Cooker sind zähes Fleisch mit etwas mehr Fett, das sich für eine längere Garzeit eignet, wie Hähnchenschenkel, Rinder- und Schweinebraten. Wenn Sie mageres Fleisch wie Hähnchenbrust und Schweinefilet zubereiten, sollten Sie es kürzer garen.

WIE REINIGT MAN DEN CROCK POT?

1. Überschüssige Rückstände entfernen

Spülen Sie den Topf aus, um so viele Lebensmittel und Rückstände wie möglich aus dem inneren Behälter zu entfernen, und stellen Sie dann eine Paste her. Geben Sie Powerizer in eine Spülbürste und tragen Sie Powerizer als Paste auf die verschmutzten Stellen auf, die sich in der Regel oben an der Wasserlinie oder unten befinden.

2. Einweichen vorbereiten

Bei hartnäckigeren Flecken kann ein Einweichen erforderlich sein. Füllen Sie den Kochtopf mit so viel Wasser, dass die verschmutzten Stellen bedeckt sind.

3. Powerizer hinzufügen

Als Nächstes streuen Sie einen (1) Messlöffel Powerizer in den Topf und stellen die Hitze auf die niedrigste Stufe. Unsere leistungsstarken pflanzlichen Enzyme sind der Grund, warum ein kleiner Messlöffel so effektiv alles Verschmutzte reinigt. Diese natürlichen Enzyme werden im Wasser aktiviert, um Proteine und Stärke in Flecken schnell aufzulösen. Ein Wasserenthärter sorgt dafür, dass das Waschmittel die weißen Mineralflecken auflöst.

4. Ruhen Sie Ihre Füße aus, lassen Sie sie einweichen

Decken Sie den Topf ab, um den Dampf einzuschließen, und stellen Sie die Temperatur auf die niedrigste Stufe. Lassen Sie das Waschmittel so lange wie nötig kochen; achten Sie jedoch darauf, dass das Wasser nicht vollständig verdampft.

5. Wischen oder schrubben Sie Lebensmittelreste weg

Normalerweise reicht es aus, das Waschmittel eine Stunde lang langsam zu kochen. Bei hartnäckigen Flecken kann jedoch mehr Zeit erforderlich sein. Das in Powerizer enthaltene Oxidationsmittel (Natriumpercarbonat) bleibt bis zu 8 Stunden lang aktiv. Stellen Sie einen Timer ein, um den Topf alle paar Stunden zu überprüfen, um festzustellen, ob sich die Flecken aufgelöst haben. Schrubben Sie die Flecken bei Bedarf mit einem Kupfer- oder Nylonhandschrubber ab.

6. Abspülen und polieren, um Rückstände zu entfernen.

Spülen Sie das Reinigungsmittel mit klarem Wasser aus, um Rückstände und Reinigungsmittel zu entfernen. Polieren und trocknen Sie den Innentopf und den Außenbehälter mit einem feuchten Mikrofasertuch.

PFLEGETIPP FÜR IHREN CROCK POT

Schalten Sie Ihr Gerät IMMER aus, ziehen Sie den Stecker aus der Steckdose und lassen Sie es abkühlen, bevor Sie es reinigen. Spülmaschinenfeste Teile können in der Spülmaschine oder mit heißer Seifenlauge gereinigt werden. Verwenden Sie keine scheuernden Reinigungsmittel oder Scheuerschwämme. Mit einem Tuch, Schwamm oder Gummispachtel lassen sich Rückstände in der Regel entfernen. Zum Entfernen von Wasserflecken und anderen Verschmutzungen verwenden Sie ein nicht scheuerndes Reinigungsmittel oder Essig. Wie jede Feinkeramik vertragen auch das Steinzeug und der Deckel keine plötzlichen Temperaturschwankungen. Waschen Sie das Steingut oder den Deckel nicht mit kaltem Wasser, wenn sie heiß sind.

HÄHNCHEN-REZEPTE
BBQ-HUHN.

ZUTATEN: für **Portionen:** 8

4 Hühnerbrüste, ohne Knochen und Haut, halbiert

1 Tasse BBQ-Sauce

1/2 Tasse Gemüsebrühe

2 Esslöffel Zitronensaft

2 Esslöffel Ahornsirup

1 Teelöffel Senfkörner

1/2 Teelöffel Knoblauchpulver

1/2 Teelöffel Chilipulver

1 Teelöffel Worcestershire-Sauce

Mit Salz und Pfeffer abschmecken.

RICHTLINIE: und **fertig in ca:** 8 Std. 15 Minuten.

Kombinieren Sie alle Zutaten in Ihrem Kochtopf.

Mit Salz und Pfeffer abschmecken und 8 Stunden auf niedriger Stufe kochen. Servieren Sie das Hähnchen warm mit Ihrer Lieblingsbeilage.

MEHRKORN-HUHN-PILAW.

ZUTATEN: für **Portionen:** 8

2 Hühnerbrüste, gewürfelt.

1 Süßkartoffel, geschält und gewürfelt.

2 Tassen Gemüsebrühe

1 Tasse gefrorene Edamame

1 Tasse grüne Erbsen

1/2 Tasse Wildreis

1/2 Tasse Perlgraupen

1 Lauch, in Scheiben geschnitten.

2 Knoblauchzehen, gehackt.

1 Esslöffel gehackte Petersilie zum Servieren

1/2 Teelöffel getrockneter Salbei

1/2 Teelöffel getrockneter Oregano

Mit Salz und Pfeffer abschmecken.

RICHTLINIE: und **fertig in ca:** 6 Std. 30 Minuten.

Huhn, Wildreis, Perlgraupen, Lauch, Knoblauch, Edamame, grüne Erbsen, Süßkartoffeln, Brühe, Salbei und Oregano in den Topf geben.

Mit Salz und Pfeffer abschmecken und auf niedriger Stufe 6 Stunden kochen.

Zum Schluss die Petersilie unterrühren und den Pilaw warm und frisch servieren.

HÄHNCHEN MIT ORANGENGLASUR.

ZUTATEN: für **Portionen:** 6

6 Hähnchenschenkel

2 süße Zwiebeln, in Scheiben geschnitten.

1 Tasse Gemüsebrühe

1 Orange, geschält und entsaften

2 Esslöffel Olivenöl

1 Esslöffel Balsamico-Essig

1 Esslöffel Speisestärke

1/2 Teelöffel Worcestershire-Sauce

1/4 Teelöffel Kreuzkümmelpulver

Mit Salz und Pfeffer abschmecken.

RICHTLINIE: und **fertig in ca:** 6 Std. 15 Minuten.

Das Hähnchen, die Orangenschale, den Orangensaft, das Olivenöl, die Zwiebeln, die Brühe, die Maisstärke, den Balsamico-Essig, die Worcestershire-Sauce und den Kreuzkümmel in den Kochtopf geben.

Mit Salz und Pfeffer abschmecken und das Huhn 6 Stunden lang auf niedriger Stufe kochen. Servieren Sie das Huhn warm und frisch.

HÄHNCHEN-GRAUPEN-KÜRBIS-SALAT.

ZUTATEN: für **Portionen:** 8

1 Pfund gemahlenes Hühnerfleisch

2 Knoblauchzehen, gehackt.

1 Tasse Perlgraupen

1 Tasse grüne Erbsen

2 Tassen Butternusskürbiswürfel

2 Tassen Gemüsebrühe

1 süße Zwiebel, gewürfelt.

2 Esslöffel gehackte Petersilie

2 Esslöffel Olivenöl

Mit Salz und Pfeffer abschmecken.

Zitronensaft zum Servieren

RICHTLINIE: und **fertig in ca:** 6 Std. 15 Minuten.

Das Öl in einer Pfanne erhitzen und das Hähnchen darin anbraten. Ein paar Minuten kochen und dann in den Kochtopf geben.

Die restlichen Zutaten unterrühren und mit Salz und Pfeffer abschmecken.

Auf niedriger Stufe 6 Stunden lang kochen. Servieren Sie das Gericht warm und frisch, mit Zitronensaft beträufelt.

FRISCHKÄSE-HÄHNCHEN.

ZUTATEN: für **Portionen:** 4

4 Hühnerbrüste

1 Dose Hühnercremesuppe

1 Becher Frischkäse

1/2 Tasse Hühnerbrühe

1 süße Zwiebel, gewürfelt.

4 Knoblauchzehen, gehackt.

2 Esslöffel Butter

1 Teelöffel getrocknete italienische Kräuter

Salz und Pfeffer

RICHTLINIE: und **fertig in ca:** 4 Std. 15 Minuten.

Das Hähnchen mit Salz, Pfeffer und italienischen Kräutern würzen. Die Butter in einer Pfanne zerlassen und das Huhn hineingeben. Auf jeder Seite goldbraun braten, dann das Hähnchen in den Kochtopf geben.

Die restlichen Zutaten hinzufügen und mit Salz und Pfeffer abschmecken.

Auf niedriger Stufe 4 Stunden lang kochen. Das Huhn warm servieren.

ADOBO-HUHN MIT BOK CHOY.

ZUTATEN: für **Portionen:** 4

4 Hühnerbrüste

1 Tasse Hühnerbrühe

4 Knoblauchzehen, gehackt.

1 süße Zwiebel, gewürfelt.

1 Kopf Bok Choy, zerkleinert

2 Esslöffel Sojasauce

1 Esslöffel brauner Zucker

1 Teelöffel Paprika

RICHTLINIE: und **fertig in ca:** 6 Std. 30 Minuten.

Hähnchen, Knoblauch, Zwiebel, Sojasauce, braunen Zucker, Paprika und Brühe im Kochtopf mischen.

Auf niedriger Stufe 4 Stunden kochen, dann den Bok Choy hinzufügen und weitere 2 Stunden kochen. Das Huhn und den Bok Choy warm servieren.

HÄHNCHEN-TACO-FÜLLUNG.

ZUTATEN: für **Portionen:** 8

4 Hühnerbrüste, halbiert

1 Tasse Hühnerbrühe

1 Esslöffel Taco-Gewürz

1/2 Teelöffel Selleriesamen

1/2 Teelöffel Kreuzkümmelpulver

1/4 Teelöffel Chilipulver

RICHTLINIE: und **fertig in ca:** 6 Std. 15 Minuten.

Kombinieren Sie alle Zutaten in Ihrem Kochtopf. Fügen Sie ausreichend Salz und Pfeffer hinzu und decken Sie den Topf ab. Auf niedriger Stufe 6 Stunden lang kochen.

Wenn das Fleisch fertig ist, in feine Fäden schneiden und in Taco-Schalen servieren.

PAPRIKA-HÄHNCHENFLÜGEL.

ZUTATEN: für **Portionen:** 4

2-lbs. Hähnchenflügel

1/2 Tasse Hühnerbrühe

1 Esslöffel Honig

1½ Teelöffel geräucherter Paprika

1/2 Teelöffel Paprika süß

Mit Salz und Pfeffer abschmecken.

RICHTLINIE: und **fertig in ca:** 3 Std. 15 Minuten.

Die Hähnchenflügel, Paprika, Honig, Salz und Pfeffer in den Kochtopf geben.

Die Brühe dazugeben und zugedeckt auf höchster Stufe 3 Stunden kochen.

Servieren Sie das Hähnchen warm und frisch mit Ihrer Lieblingsbeilage.

HÄHNCHEN-SÜßKARTOFFEL-EINTOPF.

ZUTATEN: für **Portionen:** 6

2 Hühnerbrüste, gewürfelt.

2 Pfund Süßkartoffeln, geschält und gewürfelt.

1 Prise Zimtpulver

1½ Tassen Gemüsebrühe

2 Esslöffel Butter

2 Schalotten, gewürfelt.

1/2 Teelöffel Kreuzkümmelpulver

1/2 Teelöffel Knoblauchpulver

Mit Salz und Pfeffer abschmecken.

RICHTLINIE: und **fertig in ca:** 3 Std. 15 Minuten.

Das Huhn, die Butter und die Schalotten in den Kochtopf geben. 5 Minuten kochen lassen und dann in den Topf geben.

Die Süßkartoffeln, Kreuzkümmel, Knoblauch und Zimt sowie Brühe, Salz und Pfeffer hinzufügen.

Auf höchster Stufe 3 Stunden lang kochen. Den Eintopf warm oder gekühlt servieren.

HÄHNCHEN AUF ERBSENBASIS MIT BISKUITBELAG.

ZUTATEN: für **Portionen:** 6

1/2 Pfund Baby-Möhren

1 Tasse Allzweckmehl

1/2 Tasse Butter, gekühlt und gewürfelt

1/2 Tasse Buttermilch, gekühlt

1 Schalotte, gewürfelt.

1 Lauch, in Scheiben geschnitten.

2 Knoblauchzehen, gehackt.

1 Tasse Gemüse tock

1/4 Tasse Weißwein

2 Hühnerbrüste, gewürfelt.

1½ Tassen grüne Erbsen

1 Esslöffel Speisestärke

Mit Salz und Pfeffer abschmecken.

RICHTLINIE: und **fertig in ca:** 6 Std. 30 Minuten.

Schalotten, Lauch, Knoblauch, Hühnerfleisch, grüne Erbsen, Babykarotten, Maisstärke, Brühe und Wein in den Topf geben.

Mit Salz und Pfeffer würzen.

Für den Belag Mehl, Butter, Buttermilch, Salz und Pfeffer in der Küchenmaschine vermischen.

Die Mischung mit dem Mixer pürieren und über das Gemüse im Kochtopf geben.

Zugedeckt 6 Stunden lang auf niedriger Stufe kochen. Das Gericht warm servieren.

ROTWEIN-HUHN UND PILZEINTOPF.

ZUTATEN: für **Portionen:** 6

6 Hähnchenschenkel

4 Tassen geschnittene Champignons

1/2 Tasse Rotwein

1 Tasse Hühnerbrühe

1 große Zwiebel, gewürfelt.

4 Knoblauchzehen, gehackt.

1 Lorbeerblatt

1 Thymianzweig

Mit Salz und Pfeffer abschmecken.

und **fertig in ca:** 6 Std. 30 Minuten.

Huhn, Zwiebel, Knoblauch, Pilze, Rotwein, Brühe, Lorbeerblatt und Thymian in den Topf geben.

Mit Salz und Pfeffer abschmecken und auf niedriger Stufe 6 Stunden kochen. Servieren Sie den Eintopf warm und frisch.

GRIECHISCHES ORZO-HUHN.

ZUTATEN: für **Portionen:** 6

2 Hühnerbrüste, gewürfelt.

1/4 Tasse entsteinte Kalamata-Oliven

2 Tassen Hühnerbrühe

1 Stange Staudensellerie, gewürfelt

1 Tasse Orzo, abgespült.

2 reife Tomaten, gehäutet und gewürfelt.

1/2 Teelöffel getrocknetes Basilikum

1 Teelöffel getrockneter Oregano

1/2 Teelöffel getrocknete Petersilie

Mit Salz und Pfeffer abschmecken.

Feta-Käse zum Servieren

RICHTLINIE: und **fertig in ca:** 6 Std. 30 Minuten.

Kombinieren Sie den Orzo mit den restlichen Zutaten in Ihrem Kochtopf.

Mit Salz und Pfeffer abschmecken und auf niedriger Stufe 6 Stunden kochen. Das Hähnchen warm und frisch servieren und mit Fetakäse bestreuen.

GEWÜRZTES BUTTERHÄHNCHEN.

ZUTATEN: für **Portionen:** 6

6 Hähnchenschenkel

1 große Zwiebel, gewürfelt.

4 Knoblauchzehen, gehackt.

1½ Tassen Kokosnussmilch

1/2 Tasse Naturjoghurt zum Servieren

2 Esslöffel Butter

1 Teelöffel Currypulver

1 Teelöffel Garam Masala

1/2 Teelöffel Kreuzkümmelpulver

1/4 Teelöffel Chilipulver

Mit Salz und Pfeffer abschmecken.

RICHTLINIE: und **fertig in ca:** 6 Std. 45 Minuten.

Erhitzen Sie die Butter in Ihrem Slow Cooker. Das Hähnchen hinzufügen und von allen Seiten goldbraun braten.

Das Hähnchen in den langsamen Kocher geben und die restlichen Zutaten hinzufügen.

Auf niedriger Stufe 6 Stunden lang kochen. Das Huhn warm und frisch servieren.

GESCHMORTES CURRY-HUHN.

ZUTATEN: für **Portionen:** 6

6 Hähnchenschenkel

1/2 Tasse Naturjoghurt

1 Tasse Hühnerbrühe

1 Esslöffel geriebener Ingwer

1/2 Teelöffel Kreuzkümmelpulver

1/4 Teelöffel Chilipulver

1 Teelöffel Currypulver

1 Teelöffel Knoblauchpulver

1/2 Teelöffel Zwiebelpulver

Mit Salz und Pfeffer abschmecken.

Gekochter weißer Reis zum Servieren

RICHTLINIE: und **fertig in ca:** 8 Std. 15 Minuten.

Das Huhn mit Ingwer, Currypulver, Knoblauchpulver, Zwiebel, Kreuzkümmel und Chilipulver würzen.

Das Hähnchen in den Kochtopf geben, dann den Joghurt und die Brühe hinzufügen.

Mit Salz und Pfeffer abschmecken und 8 Stunden auf niedriger Stufe kochen. Das Hähnchen warm mit gekochtem weißen Reis servieren.

HÄHNCHEN-SCHICHTKARTOFFEL-AUFLAUF.

ZUTATEN: für **Portionen:** 8

2 Pfund Kartoffeln, geschält und in Scheiben geschnitten.

1 Becher Schlagsahne

1½ Tassen Vollmilch

2 Hühnerbrüste, in dünne Streifen geschnitten

1/4 Teelöffel Chilipulver

1/4 Teelöffel Zwiebelpulver

1/4 Teelöffel Kreuzkümmelpulver

1/2 Teelöffel Knoblauchpulver

Mit Salz und Pfeffer abschmecken.

RICHTLINIE: und **fertig in ca:** 6 Std. 30 Minuten.

Sahne, Milch, Chilipulver, Kreuzkümmel-, Knoblauch- und Zwiebelpulver verrühren.

Schichten Sie die Kartoffeln und das Hühnerfleisch in den langsamen Kocher.

Die Milchmischung über die Kartoffeln und das Huhn gießen und mit Salz und Pfeffer würzen.

Auf niedriger Stufe 6 Stunden lang kochen. Die Kasserolle warm oder gekühlt servieren.

HONIG-KNOBLAUCH-HÄHNCHENSCHENKEL MIT ZUCKERSCHOTEN.

ZUTATEN: für **Portionen:** 6

6 Hähnchenschenkel

1 Pfund Zuckererbsen

1/4 Tasse Gemüsebrühe

2 Esslöffel Sojasauce

3 Esslöffel Honig

1/2 Teelöffel Kreuzkümmelpulver

1/2 Teelöffel geräucherter Paprika

1/2 Teelöffel Fenchelsamen

RICHTLINIE: und **fertig in ca:** 6 Std. 15 Minuten.

Hühnerfleisch, Honig, Kreuzkümmel, Paprika, Fenchelsamen und Sojasauce in einer Schüssel vermischen, bis sie gleichmäßig bedeckt sind.

Mischen Sie die Zuckerschoten und die Brühe in Ihrem Kochtopf. Das Hähnchen über die Zuckerschoten legen und mit einem Deckel abdecken.

Auf niedriger Stufe 6 Stunden lang kochen. Das Huhn und die Zuckerschoten warm servieren.

GESCHMORTES HUHN MIT GEMÜSE.

ZUTATEN: für **Portionen:** 8

4 Hühnerbrüste, in kleinere Stücke geschnitten

1 Thymianzweig

1 Zweig Rosmarin

1 Pastinake, in Scheiben geschnitten.

2 große Kartoffeln, geschält und gewürfelt.

2 Möhren, in Scheiben geschnitten.

2 Stangen Staudensellerie, in Scheiben geschnitten.

2 Tassen Gemüsebrühe

Mit Salz und Pfeffer abschmecken.

RICHTLINIE: und **fertig in ca:** 7 Std. 30 Minuten.

Kombinieren Sie alle Zutaten in Ihrem Slow Cooker. Salz und Pfeffer hinzufügen und einen Deckel auflegen.

Auf niedriger Stufe 7 Stunden lang kochen. Das Huhn warm und frisch servieren.

GARTEN-HÜHNEREINTOPF.

ZUTATEN: für **Portionen:** 8

3 Hühnerbrüste, gewürfelt.

1 Dose (15 Unzen) weiße Bohnen, abgetropft.

4 große Kartoffeln, geschält und gewürfelt.

1 Tasse Tomatensauce

2 Tassen Hühnerbrühe

1 Zwiebel, gewürfelt.

2 Möhren, in Scheiben geschnitten.

2 Stangen Staudensellerie, in Scheiben geschnitten.

2 reife Tomaten, gehäutet und gewürfelt.

2 Esslöffel Rapsöl

1 Teelöffel getrockneter Oregano

1/2 Teelöffel getrocknetes Basilikum

Mit Salz und Pfeffer abschmecken.

RICHTLINIE: und **fertig in ca:** 8 Std. 30 Minuten.

Kombinieren Sie alle Zutaten in Ihrem Kochtopf.

Mit Salz und Pfeffer abschmecken und den Eintopf auf niedriger Stufe 8 Stunden kochen, bis das Huhn und das Gemüse zart sind. Servieren Sie den Eintopf warm und frisch.

GEWÜRZTES HUHN AUF WILDREIS.

ZUTATEN: für **Portionen:** 6

6 Hähnchenschenkel

1 Karotte, gewürfelt

2 Tassen geschnittene Champignons

2 Stangen Staudensellerie, gewürfelt

2 Tassen Gemüsebrühe

1 Tasse Wildreis

1 Teelöffel Kreuzkümmelpulver

1/2 Teelöffel Chilipulver

Mit Salz und Pfeffer abschmecken.

RICHTLINIE: und **fertig in ca:** 7 Std. 15 Minuten.

Das Hähnchen mit Kreuzkümmelpulver, Chili, Salz und Pfeffer würzen.

Reis, Sellerie, Karotten, Pilze, Brühe, Salz und Pfeffer in den Kochtopf geben.

Das Huhn darauf legen und 7 Stunden auf niedriger Stufe kochen. Das Huhn und den Reis warm oder gekühlt servieren.

KURKUMA-HÜHNEREINTOPF.

ZUTATEN: für **Portionen:** 6

2 Hühnerbrüste, gewürfelt.

1 Dose (15 Unzen) Kichererbsen, abgetropft.

2 rote Paprikaschoten, entkernt und gewürfelt.

1 Tasse Tomatensauce

1 Tasse Kokosnussmilch

1 Tasse Hühnerbrühe

2 Tassen frischer Spinat, zerkleinert

1/2 Kopf Blumenkohl, in Röschen geschnitten

2 Esslöffel Rapsöl

1 Teelöffel Kurkumapulver

Mit Salz und Pfeffer abschmecken.

RICHTLINIE: und **fertig in ca:** 6 Std. 30 Minuten.

Das Hähnchen mit Salz, Pfeffer und Kurkumapulver würzen.

Das Rapsöl in einer Pfanne erhitzen und das Hähnchen hineingeben. Einige Minuten von allen Seiten braten, bis es goldbraun ist.

In den langsamen Kocher geben und die restlichen Zutaten hinzufügen.

Mit Salz und Pfeffer würzen und 6 Stunden auf niedriger Stufe kochen. Servieren Sie das Gericht warm und frisch.

RINDFLEISCH-REZEPTE

FRANZÖSISCHE ZWIEBEL-SANDWICH-FÜLLUNG.

ZUTATEN: für **Portionen:** 10

4-lbs. Rinderbraten

1/2 Tasse Weißwein

4 süße Zwiebeln, in Scheiben geschnitten.

4 Scheiben Speck, gewürfelt.

1 Thymianzweig

1 Teelöffel Knoblauchpulver

Mit Salz und Pfeffer abschmecken.

RICHTLINIE: und **fertig in ca:** 9 Std. 15 Minuten.

Kombinieren Sie alle Zutaten in Ihrem Kochtopf. Mit Salz und Pfeffer abschmecken und auf niedriger Stufe 9 Stunden lang kochen.

Wenn das Fleisch fertig ist, in feine Fäden schneiden und warm oder gekühlt als Brotbelag verwenden.

DAS ULTIMATIVE CHILI.

ZUTATEN: für **Portionen:** 8

2 Pfund Rinderhackfleisch

2 Dosen (je 15 Unzen) Kidneybohnen, abgetropft.

1 Dose feuergeröstete Tomaten

1 große Zwiebel, gewürfelt.

4 Knoblauchzehen, gehackt.

2 Stangen Staudensellerie, in Scheiben geschnitten.

2 Möhren, in Scheiben geschnitten.

2 Esslöffel Rapsöl

1 Teelöffel Chilipulver

1 Teelöffel Kreuzkümmelpulver

1/4 Tasse Rotwein

1 Tasse Rinderbrühe

Mit Salz und Pfeffer abschmecken.

Saure Sahne zum Servieren

RICHTLINIE: und **fertig in ca:** 7 Std. 15 Minuten.

Das Öl in einer Pfanne erhitzen und das Rinderhackfleisch hinzufügen. Einige Minuten unter häufigem Rühren braten, dann in den Slow Cooker geben.

Die restlichen Zutaten hinzufügen und mit Salz und Pfeffer würzen.

Auf niedriger Stufe 7 Stunden lang kochen. Das Chili warm servieren und mit saurer Sahne bestreichen.

PAPRIKASTEAK.

ZUTATEN: für **Portionen:** 4

2 Pfund Rinderlende, in dünne Streifen geschnitten

2 rote Paprikaschoten, entkernt und in Scheiben geschnitten

2 gelbe Paprikaschoten, entkernt und in Scheiben geschnitten

4 Knoblauchzehen, gehackt.

2 Schalotten, in Scheiben geschnitten.

1 Esslöffel Apfelessig

1 Esslöffel Sojasauce

1 Esslöffel brauner Zucker

Mit Salz und Pfeffer abschmecken.

RICHTLINIE: und **fertig in ca:** 6 Std. 15 Minuten.

Mischen Sie Rinderlende, Knoblauch, Schalotten, Paprika, Zucker, Essig, Sojasauce, Salz und Pfeffer in Ihrem Kochtopf.

Mit dem Deckel abdecken und auf niedriger Stufe 6 Stunden kochen. Die Rinderlende warm servieren.

SÜDLICHER RINDERSCHMORBRATEN.

ZUTATEN: für **Portionen:** 8

3 Pfund Rinderlendenbraten

1/2 Pfund Baby-Möhren

8 mittelgroße Kartoffeln, geschält und halbiert

1 Tasse Rinderbrühe

1 Tasse rote Salsa

1 Thymianzweig

Mit Salz und Pfeffer abschmecken.

RICHTLINIE: und **fertig in ca**: 8 Std. 15 Minuten.

Mischen Sie alle Zutaten in Ihrem langsamen Kocher.

Mit ausreichend Salz und Pfeffer abschmecken und 8 Stunden auf niedriger Stufe kochen. Servieren Sie den Schmorbraten warm.

RINDFLEISCH STROGANOFF.

ZUTATEN: für **Portionen:** 6

1 1/2 Pfund Rindergulasch, gewürfelt.

4 Knoblauchzehen, gehackt.

1 Becher Frischkäse

1 große Zwiebel, gewürfelt.

1/2 Tasse Wasser

1 Esslöffel Worcestershire-Sauce

Mit Salz und Pfeffer abschmecken.

Gekochte Nudeln zum Servieren

RICHTLINIE: und **fertig in ca**: 6 Std. 15 Minuten.

Alle Zutaten in einem Kochtopf vermischen. Mit Salz und Pfeffer abschmecken und auf niedriger Stufe 6 Stunden lang kochen.

Das Stroganoff warm servieren und mit gekochten Nudeln Ihrer Wahl servieren.

CORNED BEEF MIT SAUERKRAUT.

ZUTATEN: für **Portionen:** 6

3 Pfund Corned Beef Brisket

1 Pfund Sauerkraut, zerkleinert

1 Zwiebel, in Scheiben geschnitten.

1 Tasse Rinderbrühe

4 große Karotten, in Scheiben geschnitten.

1/2 Teelöffel Kreuzkümmelsamen

Mit Salz und Pfeffer abschmecken.

RICHTLINIE: und **fertig in ca**: 8 Std. 15 Minuten.

Kombinieren Sie alle Zutaten in Ihrem Kochtopf.

Mit Salz und Pfeffer abschmecken und 8 Stunden auf niedriger Stufe kochen. Das Rindfleisch in Scheiben schneiden und zusammen mit dem Sauerkraut warm servieren.

RINDFLEISCH-ZUCCHINI-EINTOPF.

ZUTATEN: für Portionen: 6

1 Pfund Rinderhackfleisch

1 Dose feuergeröstete Tomaten

1/2 Tasse Rinderbrühe

2 Lorbeerblätter

1 Lauch, in Scheiben geschnitten.

2 Knoblauchzehen, gehackt.

3 Zucchinis, in Scheiben geschnitten.

2 Esslöffel Rapsöl

1/4 Teelöffel Paprika

1/4 Teelöffel Kreuzkümmelsamen

Mit Salz und Pfeffer abschmecken.

RICHTLINIE: und fertig in etwa: 2 Std. 45 Minuten.

Das Öl in einer Pfanne oder einem Topf erhitzen und das Rindfleisch hineingeben.

Einige Minuten kochen lassen, dabei häufig umrühren, dann in den Kochtopf geben.

Die restlichen Zutaten in einen langsamen Kocher geben.

Mit Salz und Pfeffer abschmecken und auf höchster Stufe 2½ Stunden kochen. Servieren Sie den Eintopf warm und frisch.

GESCHICHTETER ENCHILADA-AUFLAUF.

ZUTATEN: für Portionen: 6

1 Pfund Rinderhackfleisch

4 Knoblauchzehen, gehackt.

2 Tassen geschnittene Champignons

2 Tassen Enchilada-Sauce

6 Mehltortillas, zerkleinert

2 Tassen geriebener Cheddar

1 Lauch, in Scheiben geschnitten.

1 Schalotte, gewürfelt.

2 Esslöffel Rapsöl

Mit Salz und Pfeffer abschmecken.

RICHTLINIE: und **fertig in ca:** 6 Std. 15 Minuten.

Das Öl in einer Pfanne erhitzen und das Rindfleisch hinzufügen. Einige Minuten unter häufigem Rühren braten, dann den Lauch, die Schalotte und den Knoblauch hinzufügen und vom Herd nehmen.

Schichten Sie das gekochte Rindfleisch, die Pilze, die Enchilada-Sauce und die Tortillas in den langsamen Kocher.

Mit Käse bestreuen und auf niedriger Stufe 6 Stunden kochen.

WURZELGEMÜSE-RINDEREINTOPF.

ZUTATEN: für **Portionen:** 8

3 Pfund Rinderlendenbraten, gewürfelt.

4 große Kartoffeln, geschält und gewürfelt.

1 Rübe, geschält und gewürfelt.

4 Möhren, in Scheiben geschnitten.

2 Pastinaken, in Scheiben geschnitten.

1 Sellerieknolle, geschält und gewürfelt.

4 Knoblauchzehen, gehackt.

1 Tasse Rinderbrühe

1 Lorbeerblatt

1 Zitrone, entsaftet

1 Teelöffel Worcestershire-Sauce

Mit Salz und Pfeffer abschmecken.

RICHTLINIE: und **fertig in ca:** 8 Std. 30 Minuten.

Rindfleisch, Karotten, Pastinaken, Sellerie, Knoblauch, Kartoffeln, Rüben, Lorbeerblatt, Zitronensaft, Worcestershire-Sauce und Brühe in den Kochtopf geben.

Mit Salz und Pfeffer abschmecken und mit dem Deckel abdecken.

Auf niedriger Stufe 8 Stunden lang kochen. Den Braten und das Gemüse warm servieren.

BAYERISCHER RINDERBRATEN.

2-lbs. Rinderbraten

1 Tasse Apfelsaft

1/2 Tasse Rinderbrühe

2 Esslöffel Allzweckmehl.

2 Esslöffel Senfkörner

1 Teelöffel zubereiteter Meerrettich

Mit Salz und Pfeffer abschmecken.

RICHTLINIE: und **fertig in ca:** 10 Std. 15 Minuten.

Das Rindfleisch mit Salz und Pfeffer würzen und mit Mehl bestreuen.

Kombinieren Sie den Rinderbraten und die restlichen Zutaten in Ihrem Kochtopf.

Nach Bedarf salzen und pfeffern und 10 Stunden auf niedriger Stufe garen. Den Braten servieren, solange er noch warm ist.

WÜRZIGES ITALIENISCHES RINDERHACKFLEISCH.

ZUTATEN: für **Portionen:** 8

4 Pfund Rinderlendenbraten, von Fett befreit

1/4 Tasse Weißwein

1/2 Tasse Tomatensaft

1 Zitrone, entsaftet

1 Zweig Rosmarin

1 Esslöffel Honig

1 Teelöffel italienisches Gewürz

Mit Salz und Pfeffer abschmecken.

RICHTLINIE: und **fertig in ca:** 8 Std. 15 Minuten.

Mischen Sie alle Zutaten in Ihrem Kochtopf. Fügen Sie ausreichend Salz und Pfeffer hinzu und kochen Sie das Ganze auf niedriger Stufe 8 Stunden lang.

Servieren Sie das Rindfleisch warm, fein zerkleinert. Wenn Sie möchten, können Sie es für Sandwiches oder Wraps verwenden.

SÜßE UND WÜRZIGE KURZE RIPPCHEN.

ZUTATEN: für **Portionen:** 8

6 Pfund kurze Rippchen vom Rind

2 Tassen BBQ-Sauce

2 rote Zwiebeln, in Scheiben geschnitten.

1/4 Tasse brauner Zucker

1/4 Tasse Balsamico-Essig

2 Esslöffel Worcestershire-Sauce

1 Esslöffel Dijon-Senf

2 Esslöffel scharfe Sauce

2 Esslöffel Aprikosenkonfitüre

1 Teelöffel Knoblauchpulver

1 Teelöffel Kreuzkümmelpulver

Mit Salz und Pfeffer abschmecken.

RICHTLINIE: und **fertig in ca:** 9 Std. 15 Minuten.

Mischen Sie BBQ-Sauce, Zwiebeln, Essig, Zucker, Aprikosenkonserve, Worcestershire-Sauce, Senf, Knoblauchpulver und Kreuzkümmelpulver in Ihrem Kochtopf.

Die kurzen Rippchen hinzufügen und gut ummanteln.

Den Topf abdecken und auf niedriger Stufe 9 Stunden kochen. Die Rippchen warm servieren.

RINDEREINTOPF MIT TOMATEN.

ZUTATEN: für **Portionen:** 6

2 Pfund Rinderbraten, gewürfelt.

4 Heirloom-Tomaten, geschält und gewürfelt.

1 Tasse Rinderbrühe

1 Schalotte, in Scheiben geschnitten.

4 Knoblauchzehen, gehackt.

2 Esslöffel Rapsöl

1/2 Teelöffel Kreuzkümmelpulver

1/2 Teelöffel getrockneter Oregano

Mit Salz und Pfeffer abschmecken.

RICHTLINIE: und **fertig in ca:** 5 Std. 15 Minuten.

Das Öl in einer Pfanne erhitzen und das Rindfleisch hinzufügen. 5 Minuten braten, bis es goldbraun ist, dann in den Kochtopf geben.

Die restlichen Zutaten hinzufügen und gut mit Salz und Pfeffer würzen. 5 Stunden auf niedriger Stufe kochen.

Der Eintopf wird am besten warm serviert, kann aber auch in einzelnen Portionen eingefroren und später serviert werden.

Carne Guisada.

ZUTATEN: für Portionen: 8

3 Pfund Rinderfiletbraten, in kleine Würfel geschnitten

4 mittelgroße Kartoffeln, geschält und in Würfel geschnitten.

1½ Tassen Rinderbrühe

1 Tasse Tomatensauce

2 rote Paprikaschoten, entkernt und gewürfelt.

2 Schalotten, gewürfelt.

3 Knoblauchzehen, gehackt.

1/4 Teelöffel Chilipulver

1/2 Teelöffel Kreuzkümmelpulver

Mit Salz und Pfeffer abschmecken.

RICHTLINIE: und fertig in ca: 6 Std. 30 Minuten.

Den Rinderbraten, die Paprika, die Schalotten, den Knoblauch, die Tomaten, das Chilipulver, den Kreuzkümmel, die Brühe und die Tomatensauce in den Kochtopf geben.

Nach Bedarf mit Salz und Pfeffer würzen und 6 Stunden auf niedriger Stufe kochen. Das Carne Guisada wird am besten in Burritos oder Tortillas serviert.

Rindfleisch-Salsa-Chili.

ZUTATEN: für Portionen: 8

2 Pfund Rinderbraten, gewürfelt.

2 Tassen getrocknete schwarze Bohnen

2 rote Zwiebeln, gewürfelt.

2 Knoblauchzehen, gehackt.

2 Möhren, gewürfelt

4 Tassen Hühnerbrühe oder Wasser

2 rote Paprikaschoten, entkernt und gewürfelt.

1 Lauch, in Scheiben geschnitten.

1½ Tassen rote Salsa

2 Esslöffel Rapsöl

1 Lorbeerblatt

1 Teelöffel Kreuzkümmelsamen

1 Teelöffel Chilipulver

Mit Salz und Pfeffer abschmecken.

RICHTLINIE: und **fertig in ca:** 7 Std. 30 Minuten.

Das Öl in einer Pfanne oder einem Topf erhitzen und das Rindfleisch hineingeben.

Ein paar Minuten kochen, bis sie goldbraun sind, dann in den Kochtopf geben.

Die restlichen Zutaten hinzufügen und mit Salz und Pfeffer würzen.

Auf niedriger Stufe 7 Stunden lang kochen. Das Chili wird am besten warm serviert, es kann aber auch wieder aufgewärmt werden.

RINDFLEISCH-BOLOGNESE-SAUCE.

ZUTATEN: für **Portionen:** 6

2 Pfund Rinderhackfleisch

1 Dose (15 Unzen) gewürfelte Tomaten

1 Karotte, gerieben

1 Stangensellerie, fein gehackt

4 Knoblauchzehen, gehackt.

1/4 Tasse Rotwein

1/2 Tasse Rinderbrühe

2 Esslöffel Rapsöl

2 Esslöffel Tomatenmark

1/2 Teelöffel getrockneter Oregano

1/2 Teelöffel getrocknetes Basilikum

Mit Salz und Pfeffer abschmecken.

Geriebener Parmesankäse zum Servieren

Gekochte Nudeln Ihrer Wahl zum Servieren

RICHTLINIE: und **fertig in ca:** 6 Std. 15 Minuten.

Das Öl in einer Pfanne erhitzen und das Rinderhackfleisch hinzufügen. Ein paar Minuten braten und dann in den Slow Cooker geben.

Die restlichen Zutaten hinzufügen und mit Salz und Pfeffer abschmecken. Auf niedriger Stufe 6 Stunden lang kochen.

Servieren Sie die Soße warm über gekochte Nudeln und überbacken Sie sie mit geriebenem Käse oder frieren Sie die Soße in einzelnen Portionen ein, um sie später zu servieren.

KAFFEE-RINDSBRATEN.

ZUTATEN: für **Portionen:** 6

2-lbs. Rinderlende

1 Tasse stark gebrühter Kaffee

1/2 Tasse Rinderbrühe

2 Esslöffel Olivenöl

4 Knoblauchzehen, gehackt.

Mit Salz und Pfeffer abschmecken.

RICHTLINIE: und **fertig in ca:** 4 Std. 15 Minuten.

Kombinieren Sie alle Zutaten in Ihrem Kochtopf und schmecken Sie sie mit Salz und Pfeffer ab.

Mit einem Deckel abdecken und 4 Stunden lang auf höchster Stufe garen. Servieren Sie den Braten warm und frisch mit Ihrer Lieblingsbeilage.

RINDERBRATEN MIT SHIITAKE-PILZEN.

ZUTATEN: für **Portionen:** 8

3-lbs. Rinderbraten

1/2 Pfund Baby-Möhren

1/2 Pfund Shiitake-Pilze

1/4 Tasse natriumarme Sojasauce

1½ Tassen Rinderbrühe

1 Thymianzweig

1 Esslöffel Reisessig

Mit Salz und Pfeffer abschmecken.

RICHTLINIE: und **fertig in ca:** 7 Std. 15 Minuten.

Kombinieren Sie alle Zutaten in Ihrem Kochtopf. Nach Bedarf salzen und pfeffern und auf niedriger Stufe 7 Stunden kochen.

Die Pilze warm oder gekühlt servieren.

RINDERSCHMORBRATEN MIT KARAMELLISIERTEN ZWIEBELN.

ZUTATEN: für **Portionen:** 8

4-lbs. Rinderbraten

2 große Kartoffeln, geschält und gewürfelt.

1 Tasse Rinderbrühe

1/2 Tasse Wasser

4 große Zwiebeln, in Scheiben geschnitten.

3 Esslöffel Rapsöl

4 Knoblauchzehen, gehackt.

2 Möhren, in Scheiben geschnitten.

1 Sellerieknolle, geschält und gewürfelt.

Mit Salz und Pfeffer abschmecken.

RICHTLINIE: und **fertig in ca:** 8 Std. 30 Minuten.

Das Öl in einer Pfanne erhitzen und die Zwiebeln hinzufügen. 10 Minuten kochen, bis sie goldbraun und leicht karamellisiert sind.

In den langsamen Kocher geben und die restlichen Zutaten hinzufügen.

Ausreichend salzen und pfeffern und 8 Stunden auf niedriger Stufe garen. Den Schmorbraten warm servieren.

ALTMODISCHER RINDEREINTOPF.

ZUTATEN: für **Portionen:** 6

1 1/2 Pfund Rinderbraten, gewürfelt.

4 Kartoffeln, geschält und gewürfelt.

1 Tasse gewürfelte Tomaten

1½ Tassen Rinderbrühe

1 Zwiebel, gewürfelt.

1 Staudensellerie, in Scheiben geschnitten.

4 große Möhren, in Scheiben geschnitten.

2 Pastinaken, in Scheiben geschnitten.

2 Esslöffel Allzweckmehl.

2 Esslöffel Rapsöl

Mit Salz und Pfeffer abschmecken.

1 Lorbeerblatt

1 Thymianzweig

RICHTLINIE: und **fertig in ca:** 7 Std. 15 Minuten.

Das Öl in einer Pfanne erhitzen. Das Fleisch mit Mehl bestreuen und in das heiße Öl legen.

Von allen Seiten goldbraun anbraten und dann in den Slow Cooker geben.

Die restlichen Zutaten hinzufügen und mit Salz und Pfeffer würzen.

Auf niedriger Stufe 7 Stunden lang kochen. Den Eintopf warm und frisch servieren.

SCHWEINEFLEISCH-REZEPTE

SAUERKRAUT-KÜMMEL-SCHWEINEFLEISCH.

ZUTATEN: für Portionen: 6

1 1/2 Pfund Schweineschulter, gewürfelt.

1 große Zwiebel, gewürfelt.

1 1/2 Pfund Sauerkraut, zerkleinert

2 Möhren, gerieben

1 Tasse Hühnerbrühe

1 Lorbeerblatt

1½ Teelöffel Kreuzkümmelsamen

1/4 Teelöffel rote Paprikaflocken

Mit Salz und Pfeffer abschmecken.

RICHTLINIE: und fertig in ca: 6 Std. 15 Minuten.

Kombinieren Sie alle Zutaten in Ihrem Kochtopf.

Ausreichend salzen und pfeffern und auf niedriger Stufe 6 Stunden kochen. Servieren Sie das Schweinefleisch und das Sauerkraut warm und frisch.

ROTE SALSA-SCHWEINEFILET.

ZUTATEN: für Portionen: 8

4 Pfund Schweinefilet

2 Tassen rote Salsa

2 rote Zwiebeln, in Scheiben geschnitten.

1/4 Tasse Rotwein

2 Esslöffel brauner Zucker

1 Teelöffel Kreuzkümmelpulver

1 Teelöffel gemahlene Koriandersamen

1 Teelöffel geräucherter Paprika

1 Teelöffel Knoblauchpulver

Mit Salz und Pfeffer abschmecken.

RICHTLINIE: und fertig in ca: 8 Std. 30 Minuten.

Kreuzkümmel, Koriandersamen, Paprika, Knoblauch, braunen Zucker, Salz und Pfeffer in einer Schüssel mischen.

Verteilen Sie diese Mischung über das Fleisch und reiben Sie es gut damit ein.

Kombinieren Sie die rote Salsa, die Zwiebeln und den Rotwein in Ihrem Kochtopf.

Das Schweinefilet über die Salsa legen und 8 Stunden auf niedriger Stufe garen. Servieren Sie das Schweinefilet frisch mit Ihrer Lieblingsbeilage.

APFEL-BOURBON-SCHWEINEKOTELETTS.

ZUTATEN: für Portionen: 6

6 Schweinekoteletts

1/2 Tasse Apfelmus

1/4 Tasse Bourbon

1/2 Tasse Hühnerbrühe

1 Thymianzweig

1 Zweig Rosmarin

4 rote Äpfel, entkernt und in Scheiben geschnitten

Mit Salz und Pfeffer abschmecken.

RICHTLINIE: und fertig in ca: 8 Std. 15 Minuten.

Die Schweinekoteletts mit Salz und Pfeffer würzen.

Die Äpfel, das Apfelmus, den Bourbon, die Brühe, den Thymian und den Rosmarin in den Slow Cooker geben.

Die Schweinekoteletts darauf legen und 8 Stunden lang auf niedriger Stufe kochen.

Die Schweinekoteletts mit der Sauce aus dem Topf servieren.

SCHMORBRATEN NACH ASIATISCHER ART.

ZUTATEN: für Portionen: 8

4-lbs. Chuck Roastbeef ohne Knochen, zurechtgeschnitten und halbiert

1 Pfund Baby-Möhren

4 Kartoffeln, geschält und halbiert

4 Knoblauchzehen, gehackt.

2 Schalotten, in Scheiben geschnitten.

1 Tasse Hühnerbrühe

1/4 Tasse natriumarme Sojasauce

2 Esslöffel Tomatenmark

1 Esslöffel scharfe Sauce

Mit Salz und Pfeffer abschmecken.

1/2 Stängel Zitronengras, zerkleinert

RICHTLINIE: und **fertig in ca:** 6 Std. 15 Minuten.

Mischen Sie den Rinderbraten, die Sojasauce, den Knoblauch, die Schalotten, die Hühnerbrühe, das Tomatenmark, die scharfe Sauce, die Karotten, die Kartoffeln und den Zitronengrasstängel in Ihrem Kochtopf.

Mit Salz und Pfeffer abschmecken und 6 Stunden auf niedriger Stufe kochen. Servieren Sie das Schweinefleisch und das Gemüse warm und frisch.

LANGSAM GEKOCHTES SCHWEINEFLEISCH IN TOMATENSOßE.

ZUTATEN: für **Portionen:** 8

4 Pfund Schweinefilet

2 Tassen Tomatensauce

2 Lorbeerblätter

2 Esslöffel Tomatenmark

1 Teelöffel Selleriesamen

1 Teelöffel Knoblauchpulver

1 Teelöffel Kreuzkümmelsamen

1 Teelöffel Fenchelsamen

Mit Salz und Pfeffer abschmecken.

RICHTLINIE: und **fertig in ca:** 8 Std. 15 Minuten.

Kombinieren Sie alle Zutaten in Ihrem Slow Cooker. Mit Salz und Pfeffer abschmecken und das Schweinefleisch 8 Stunden lang auf niedriger Stufe garen.

Nach der Zubereitung das Schweinefleisch in Scheiben schneiden und warm mit Ihrer Lieblingsbeilage servieren.

GEBRATENES CURRY-SCHWEINEFLEISCH.

ZUTATEN: für **Portionen:** 6

2-lbs. Schweinebraten

1 Tasse Kokosnussmilch

4 Knoblauchzehen, gehackt.

1 Teelöffel getrocknete Minze

1½ Teelöffel Currypulver

1/2 Teelöffel Chilipulver

1 Teelöffel getrocknetes Basilikum

Mit Salz und Pfeffer abschmecken.

RICHTLINIE: und **fertig in ca:** 6 Std. 15 Minuten.

Den Schweinebraten mit Salz, Pfeffer, Currypulver, Chilipulver, Knoblauch, Minze, Basilikum, Salz und Pfeffer abschmecken.

Das Fleisch in den Kochtopf geben und die Kokosmilch hinzufügen.

Zugedeckt 6 Stunden lang auf niedriger Stufe kochen. Das Schweinefleisch warm und frisch servieren.

GEBRATENER PAPRIKA-SCHWEINEFLEISCHEINTOPF.

ZUTATEN: für **Portionen:** 6

2 Pfund Schweinefilet, gewürfelt.

1 große Zwiebel, gewürfelt.

1 Tasse Hühnerbrühe

1 Tasse Tomatensauce

1 Glas geröstete Paprika, abgetropft und gehackt.

4 Knoblauchzehen, gehackt.

2 Esslöffel Rapsöl

1/2 Teelöffel rote Paprikaflocken

Mit Salz und Pfeffer abschmecken.

RICHTLINIE: und **fertig in ca:** 5 Std. 15 Minuten.

Das Öl in einer Pfanne erhitzen und das Schweinefleisch hinzufügen. Einige Minuten von allen Seiten anbraten, bis es goldbraun ist. In den Slow Cooker geben.

Die restlichen Zutaten hinzufügen und mit Salz und Pfeffer abschmecken.

Den Topf mit dem Deckel abdecken und auf niedriger Stufe 5 Stunden kochen. Den Eintopf warm oder gekühlt servieren.

ANANAS-PREISELBEER-SCHINKEN.

ZUTATEN: für **Portionen:** 6

2-3-lbs. Stück geräucherter Schinken

1 Sternanis

1 Lorbeerblatt

1 Tasse Preiselbeersauce

1 Tasse Ananassaft

1/2 Teelöffel Chilipulver

1/2 Teelöffel Kreuzkümmelpulver

1 Zimtstange

Mit Salz und Pfeffer abschmecken.

RICHTLINIE: und **fertig in ca:** 7 Std. 15 Minuten.

Mischen Sie die Cranberrysauce, den Ananassaft, das Chilipulver, den Kreuzkümmel, den Zimt, den Sternanis und das Lorbeerblatt in Ihrem Kochtopf.

Den Schinken in den Topf geben und bei Bedarf mit Salz und Pfeffer würzen. Auf niedriger Stufe 7 Stunden lang kochen.

Servieren Sie den Schinken und die Sauce warm mit Ihrer Lieblingsbeilage.

GESCHMORTE SCHWEINERIPPCHEN IN ROTWEIN.

ZUTATEN: für **Portionen:** 8

5 Pfund kurze Rippen vom Schwein

1 Tasse BBQ-Sauce

1 Tasse Rotwein

1 Esslöffel Melasse

2 Esslöffel Olivenöl

4 Esslöffel brauner Zucker

1 Teelöffel Chilipulver

1 Teelöffel Kreuzkümmelpulver

1 Teelöffel getrockneter Thymian

1 Teelöffel Salz

RICHTLINIE: und **fertig in ca:** 8 Std. 15 Minuten.

Braunen Zucker, Melasse, Olivenöl, Chilipulver, Kreuzkümmel, Thymian und Salz in einer Schüssel mischen.

Diese Mischung auf den Schweinerippchen verteilen und das Fleisch gut mit dem Gewürz einreiben. In den Kochtopf geben.

Die BBQ-Sauce und den Rotwein dazugeben und 8 Stunden auf niedriger Stufe kochen. Die Schweinerippchen warm servieren.

SCHWEINEBRATEN MIT TOMATENSOßE.

ZUTATEN: für **Portionen:** 4

2 Pfund Schweinebraten, gewürfelt.

1/2 Tasse Tomatensauce

1/2 Tasse Hühnerbrühe

2 Esslöffel Rapsöl

2 Esslöffel Tomatenmark

1/4 Teelöffel Cayennepfeffer

Mit Salz und Pfeffer abschmecken.

RICHTLINIE: und **fertig in ca:** 3 Std. 15 Minuten.

Kombinieren Sie alle Zutaten in Ihrem Slow Cooker. Mit Salz und Pfeffer abschmecken und auf höchster Stufe 3 Stunden kochen.

Servieren Sie den Schweinebraten warm und frisch mit Ihrer Lieblingsbeilage.

BBQ-SCHWEINERIPPCHEN.

ZUTATEN: für **Portionen:** 8

5 Pfund kurze Rippen vom Schwein

4 Knoblauchzehen, gehackt.

1/4 Tasse Hühnerbrühe

2 Tassen BBQ-Sauce

1 große Zwiebel, in Scheiben geschnitten.

1 Staudensellerie, in Scheiben geschnitten.

1 Esslöffel brauner Zucker

1 Esslöffel Dijon-Senf

1 Teelöffel Chilipulver

Mit Salz und Pfeffer abschmecken.

RICHTLINIE: und **fertig in ca:** 11 Std. 15 Minuten.

Kombinieren Sie die Schweinerippchen, die BBQ-Sauce, die Zwiebel, den Sellerie und den Senf sowie Chili, Zucker, Knoblauch und Brühe in Ihrem Slow Cooker.

Mit Salz und Pfeffer würzen und 11 Stunden lang auf niedriger Stufe kochen. Die Schweinerippchen warm und frisch servieren.

MIT FENCHEL INFUNDIERTER SCHWEINESCHINKEN.

ZUTATEN: für **Portionen:** 8

4-5-lbs. Stück Schweineschinken

1/2 Tasse Weißwein

1 Tasse Hühnerbrühe

2 Lorbeerblätter

1 Thymianzweig

2 Fenchelknollen, in Scheiben geschnitten.

1 Orange, geschält und entsaften

Mit Salz und Pfeffer abschmecken.

RICHTLINIE: und **fertig in ca:** 6 Std. 15 Minuten.

Fenchel, Orangenschale, Orangensaft, Weißwein, Hühnerbrühe, Lorbeerblätter und Thymian in den Kochtopf geben.

Salzen und pfeffern und den Schinken darauf legen.

Auf niedriger Stufe 6 Stunden lang kochen. Den Schinken in Scheiben schneiden und warm servieren.

EINTOPF MIT SCHWEINEFLEISCH UND WURST.

ZUTATEN: für **Portionen:** 8

1 Pfund frische Schweinefleischwürste, in Scheiben geschnitten.

1 große Zwiebel, fein gehackt

1 Tasse rote Linsen

2/3 Tasse braune Linsen

3 Tassen Hühnerbrühe

2 Möhren, gewürfelt

1 Stange Staudensellerie, gewürfelt

2 Knoblauchzehen, gehackt.

1 Lorbeerblatt

1 Chipotle-Pfeffer, gehackt.

1 Tasse gewürfelte Tomaten

1 Esslöffel Tomatenmark

Mit Salz und Pfeffer abschmecken.

2 Esslöffel gehackte Petersilie zum Servieren

RICHTLINIE: und **fertig in ca:** 6 Std. 15 Minuten.

Schweinefleischwürste, Zwiebeln, Karotten, Sellerie, Knoblauch, Linsen, Tomaten, Tomatenmark, Brühe, Lorbeerblatt und Chipotle-Pfeffer in den langsamen Kocher geben.

Mit Salz und Pfeffer abschmecken und auf niedriger Stufe 6 Stunden kochen.

Den Eintopf warm servieren und mit gehackter Petersilie bestreuen.

SCHWEINESCHULTER NACH ITALIENISCHER ART.

ZUTATEN: für **Portionen:** 6

2-lbs. Schweineschulter

2 Stangen Staudensellerie, in Scheiben geschnitten.

2 reife Tomaten, gehäutet und gewürfelt.

1/4 Tasse Weißwein

1 große Zwiebel, in Scheiben geschnitten.

4 Knoblauchzehen, gehackt.

1 Thymianzweig

1 Teelöffel getrockneter Thymian

1 Teelöffel getrocknetes Basilikum

Mit Salz und Pfeffer abschmecken.

RICHTLINIE: und **fertig in ca:** 7 Std. 15 Minuten.

Kombinieren Sie alle Zutaten in Ihrem Kochtopf und passen Sie den Geschmack mit ausreichend Salz und Pfeffer an.

Mit einem Deckel abdecken und auf niedriger Stufe 7 Stunden kochen. Servieren Sie die Schweineschulter warm und frisch mit Ihrer Lieblingsbeilage.

MEXIKANISCHER SCHWEINEBRATEN.

ZUTATEN: für **Portionen:** 6

2 Pfund Schweineschulter, gewürfelt.

1 große Zwiebel, gewürfelt.

1 Lorbeerblatt

1 Tasse Hühnerbrühe

1 Dose feuergeröstete Tomaten

2 Möhren, in Scheiben geschnitten.

2 Stangen Staudensellerie, in Scheiben geschnitten.

1 Teelöffel geräucherter Paprika

1/2 Teelöffel Kreuzkümmelpulver

Mit Salz und Pfeffer abschmecken.

RICHTLINIE: und **fertig in ca:** 8 Std. 15 Minuten.

Schweineschulter, Tomaten, Karotten, Sellerie, Zwiebel, Paprika, Kreuzkümmel, Lorbeerblatt, Brühe, Salz und Pfeffer vermischen und 8 Stunden auf niedriger Stufe kochen.

Servieren Sie den Schweinebraten warm und frisch.

COUNTRY STYLE SCHWEINERIPPCHEN.

ZUTATEN: für **Portionen:** 4

3-lbs. kurze Schweinerippchen

1 Tasse Ananassaft

1 Esslöffel brauner Zucker

1 Teelöffel getrockneter Thymian

1 Teelöffel Salz

1 Teelöffel Knoblauchpulver

RICHTLINIE: und **fertig in ca:** 6 Std. 15 Minuten.

Die Schweinerippchen mit Salz, Knoblauchpulver, braunem Zucker und Thymian würzen und in den Slow Cooker geben.

Den Ananassaft hinzufügen und 6 Stunden lang auf niedriger Stufe kochen. Die Schweinerippchen warm und frisch servieren.

SPECK-KARTOFFEL-EINTOPF.

ZUTATEN: für **Portionen:** 6

1 Pfund Yukon Gold Kartoffeln, geschält und gewürfelt.

1 Tasse gewürfelter Speck

2 rote Paprikaschoten, entkernt und gewürfelt.

2 Süßkartoffeln, geschält und gewürfelt.

1 große Zwiebel, gewürfelt.

2 Möhren, gewürfelt

1 Stange Staudensellerie, gewürfelt

1 Tasse gewürfelte Tomaten

1/2 Teelöffel Kreuzkümmelsamen

1/2 Teelöffel Chilipulver

Mit Salz und Pfeffer abschmecken.

2 Tassen Hühnerbrühe

RICHTLINIE: und **fertig in ca:** 6 Std. 30 Minuten.

Eine Pfanne erhitzen und den Speck hinzufügen. Knusprig braten und dann in den Slow Cooker geben.

Die restlichen Zutaten hinzufügen und mit Salz und Pfeffer abschmecken.

Auf niedriger Stufe 6 Stunden lang kochen. Den Eintopf warm und frisch servieren.

CHILI VERDE.

ZUTATEN: für **Portionen:** 8

2 Pfund Schweineschulter, gewürfelt.

2 Pfund Tomatillos, geschält und zerkleinert

1 große Zwiebel, gewürfelt.

4 Knoblauchzehen, gehackt.

1 Bund Koriander, gehackt.

2 grüne Chilis, gehackt.

1½ Tassen Hühnerbrühe

2 Esslöffel Rapsöl

1 Teelöffel getrockneter Oregano

1 Teelöffel Kreuzkümmelpulver

1/2 Teelöffel geräucherter Paprika

1/4 Teelöffel Chilipulver

Mit Salz und Pfeffer abschmecken.

Das Öl in einer Pfanne erhitzen und die Schweineschulter hinzufügen. Einige Minuten von allen Seiten anbraten, bis sie goldgelb ist, dann in den Slow Cooker geben.

Die restlichen Zutaten ebenfalls in den Topf geben und mit Salz und Pfeffer würzen.

Auf niedriger Stufe 7 Stunden lang kochen. Das Chili warm servieren.

HARVEST PORK STEW.

ZUTATEN: für **Portionen:** 8

2 Pfund Schweineschulter, gewürfelt.

1 1/2 Pfund Kartoffeln, geschält und gewürfelt.

1 Tasse Hühnerbrühe

2 Lorbeerblätter

2 reife Tomaten, gehäutet und in Würfel geschnitten.

4 Knoblauchzehen, gehackt.

1 große Zwiebel, gewürfelt.

3 Tassen Butternusskürbiswürfel

2 rote Äpfel, geschält und gewürfelt.

2 Esslöffel Rapsöl

1 Karotte, in Scheiben geschnitten.

1 Teelöffel getrockneter Rosmarin

1 Teelöffel getrockneter Thymian

Mit Salz und Pfeffer abschmecken.

RICHTLINIE: und **fertig in ca:** 6 Std. 30 Minuten.

Das Öl in einer Pfanne erhitzen und das Schweinefleisch hinzufügen. Von allen Seiten goldgelb anbraten und dann in den Slow Cooker geben.

Die restlichen Zutaten hinzufügen und mit Salz und Pfeffer würzen.

Mit einem Deckel abdecken und auf niedriger Stufe 6 Stunden kochen. Servieren Sie den Eintopf warm und frisch.

INGWERBIER-SCHWEINEFLEISCH-RIPPCHEN.

ZUTATEN: für **Portionen:** 6

2-3 Pfund kurze Rippen vom Schwein

1/2 Tasse Ketchup

1 Tasse Ingwerbier

1 Esslöffel brauner Zucker

1 Esslöffel Worcestershire-Sauce

1 Esslöffel Dijon-Senf

1/2 Teelöffel geräucherter Paprika

Mit Salz und Pfeffer abschmecken.

RICHTLINIE: und **fertig in ca:** 6 Std. 45 Minuten.

Kombinieren Sie alle Zutaten in Ihrem Kochtopf.

Ausreichend salzen und pfeffern und auf niedriger Stufe 6 1/2 Stunden kochen.

Servieren Sie die Rippchen warm und frisch, einfach oder mit Ihrer Lieblingsbeilage.

VORSPEISEN

BREZEL-PARTY-MIX.

ZUTATEN: für Portionen: 10

1 Tasse knusprige Reisflocken

1/4 Tasse Butter, geschmolzen.

4 Tassen Brezeln

1 Tasse Erdnüsse

1 Tasse Pekannüsse

1 Teelöffel Worcestershire-Sauce

1 Teelöffel Salz

1 Teelöffel Knoblauchpulver

RICHTLINIE: und fertig in etwa: 2 Std. 15 Minuten.

Mischen Sie die Brezeln, Erdnüsse, Pekannüsse und Reisflocken in Ihrem Slow Cooker.

Mit geschmolzener Butter und Worcestershire-Sauce beträufeln, gut vermischen und mit Salz und Knoblauchpulver bestreuen.

Zugedeckt auf höchster Stufe 2 Stunden lang kochen, dabei einmal umrühren. Vor dem Servieren abkühlen lassen.

TROPISCHE FRIKADELLEN.

ZUTATEN: für Portionen: 20

1 Pfund Rinderhackfleisch

2 Pfund Schweinehackfleisch

1 Dose Ananasstücke (den Saft aufbewahren)

2 Poblano-Paprikaschoten, gewürfelt.

1/4 Tasse brauner Zucker

1 Ei

1/4 Tasse Semmelbrösel

4 Knoblauchzehen, gehackt.

2 Esslöffel Speisestärke

1 Esslöffel Zitronensaft

2 Esslöffel Sojasauce

1 Teelöffel getrocknetes Basilikum

Mit Salz und Pfeffer abschmecken.

RICHTLINIE: und **fertig in ca:** 7 Std. 30 Minuten.

Ananas, Poblano-Paprika, braunen Zucker, Sojasauce, Maisstärke und Zitronensaft in einem langsamen Kocher mischen.

Hackfleisch, Knoblauch, Basilikum, Ei und Semmelbrösel in einer Schüssel vermengen. Mit Salz und Pfeffer abschmecken und gut vermischen. Kleine Fleischbällchen formen und in die Sauce geben.

Zugedeckt 7 Stunden lang auf niedriger Stufe kochen. Die Fleischbällchen warm oder gekühlt servieren.

CHILI CHICKEN WINGS.

ZUTATEN: für **Portionen:** 8

4-lbs. Hähnchenflügel

1/2 Tasse Tomatensauce

1/4 Tasse Ahornsirup

2 Esslöffel Balsamico-Essig

1 Esslöffel Dijon-Senf

1 Teelöffel Knoblauchpulver

1 Teelöffel Chilipulver

1 Teelöffel Worcestershire-Sauce

1 Teelöffel Salz

RICHTLINIE: und **fertig in etwa:** 2 Std. 15 Minuten.

Die Hähnchenflügel und die übrigen Zutaten in einem langsamen Kocher vermengen.

Umrühren, bis alles gleichmäßig bedeckt ist, und 7 Stunden lang auf niedriger Stufe kochen. Die Hähnchenflügel warm oder gekühlt servieren.

COCKTAIL-FLEISCHBÄLLCHEN.

ZUTATEN: für **Portionen:** 10

2 Pfund Schweinehackfleisch

1 Pfund Rinderhackfleisch

1 Tasse BBQ-Sauce

4 Knoblauchzehen, gehackt.

1 Schalotte, gewürfelt.

1 Ei

1/4 Tasse Semmelbrösel

1/2 Tasse Tomatensauce

1 Lorbeerblatt

2 Esslöffel Preiselbeersauce

2 Esslöffel gehackte Petersilie

1 Esslöffel gehackter Koriander

1/2 Teelöffel Chilipulver

1 Teelöffel Rotweinessig

Mit Salz und Pfeffer abschmecken.

RICHTLINIE: und **fertig in ca:** 6 Std. 30 Minuten.

Kombinieren Sie die Preiselbeersauce, die BBQ-Sauce, die Tomatensauce und den Essig sowie das Lorbeerblatt, Salz und Pfeffer in Ihrem Slow Cooker.

In einer Schüssel beide Fleischsorten, Knoblauch, Schalotte, Ei, Paniermehl, Petersilie, Koriander und Chilipulver vermischen. Mit Salz und Pfeffer abschmecken.

Kleine Frikadellen formen und alle in die Sauce im Slow Cooker geben.

Zugedeckt 6 Stunden lang auf niedriger Stufe kochen. Die Fleischbällchen warm oder gekühlt mit Cocktailspießen servieren.

HÄHNCHENFLÜGEL MIT FÜNF GEWÜRZEN.

ZUTATEN: für **Portionen:** 8

4-lbs. Hähnchenflügel

1/2 Tasse BBQ-Sauce

1/2 Tasse Pflaumensauce

2 Esslöffel Butter

1 Esslöffel Fünf-Gewürze-Pulver

1 Teelöffel Salz

1/2 Teelöffel Chilipulver

RICHTLINIE: und **fertig in ca:** 7 Std. 15 Minuten.

Pflaumensauce und BBQ-Sauce sowie Butter, Fünf-Gewürze-Gewürz, Salz und Chilipulver in einem Kochtopf vermengen.

Die Hähnchenflügel hinzufügen und gut vermischen, bis sie gut überzogen sind.

Zudecken und auf niedriger Stufe 7 Stunden kochen. Warm oder gekühlt servieren.

SCHWEINEFLEISCH-SCHINKEN-DIP.

ZUTATEN: für **Portionen:** 20

1 Pfund Schweinehackfleisch

2 Tassen gewürfelter Schinken

1 Tasse Tomatensauce

1 Schalotte, gewürfelt.

2 Knoblauchzehen, gehackt.

1/2 Tasse Chilisauce

1/2 Tasse Preiselbeersauce

1 Teelöffel Dijon-Senf

Mit Salz und Pfeffer abschmecken.

RICHTLINIE: und **fertig in ca:** 6 Std. 15 Minuten.

Eine Pfanne auf mittlerer Flamme erhitzen und das Schweinehackfleisch hinzufügen. 5 Minuten braten, dabei häufig umrühren.

Das Hackfleisch in einen langsamen Kocher geben und die restlichen Zutaten hinzufügen.

Mit Salz und Pfeffer abschmecken und 6 Stunden auf niedriger Stufe kochen. Servieren Sie den Dip warm oder gekühlt.

GEMISCHTER OLIVENDIP.

ZUTATEN: für **Portionen:** 10

1 Pfund gemahlenes Hühnerfleisch

1/2 Tasse Kalamata-Oliven, entkernt und zerkleinert

1/2 Tasse grüne Oliven, zerkleinert.

1 grüne Paprika, entkernt und gewürfelt.

1/2 Tasse schwarze Oliven, entkernt und zerkleinert

1 Tasse grüne Salsa

1/2 Tasse Hühnerbrühe

1 Tasse geriebener Cheddar-Käse

1/2 Tasse zerkleinerter Mozzarella

2 Esslöffel Olivenöl

RICHTLINIE: und **fertig in ca:** 1 Std. 45 Minuten.

Kombinieren Sie alle Zutaten in Ihrem Slow Cooker.

Mit dem Deckel abdecken und auf höchster Stufe 1½ Stunden kochen. Der Dip wird am besten warm serviert.

KÄSIGE HÄHNCHEN-HAPPEN.

ZUTATEN: für **Portionen:** 10

4 Hühnerbrüste, in mundgerechte Würfel geschnitten

1 Becher Frischkäse

2 geröstete rote Paprikaschoten

1 Tasse zerkleinerter Mozzarella

1/4 Tasse Allzweckmehl

1/4 Teelöffel Chilipulver

Mit Salz und Pfeffer abschmecken.

RICHTLINIE: und **fertig in ca:** 6 Std. 15 Minuten.

Frischkäse, Paprika, Chilipulver, Salz und Pfeffer in einen Mixer geben und pulsieren, bis die Masse glatt ist.

Gießen Sie die Mischung in Ihren langsamen Kocher und fügen Sie die restlichen Zutaten hinzu.

Auf niedriger Stufe 6 Stunden lang kochen. Die Hähnchenbisse warm oder gekühlt servieren.

KARAMELLISIERTER ZWIEBEL-DIP.

ZUTATEN: für **Portionen:** 12

4 rote Zwiebeln, in Scheiben geschnitten.

1/2 Tasse Weißwein

2 Knoblauchzehen, gehackt.

2 Tassen geriebener Schweizer Käse

1 Tasse Rinderbrühe

1 Teelöffel getrockneter Thymian

1 Esslöffel Speisestärke

2 Esslöffel Butter

1 Esslöffel Rapsöl

Mit Salz und Pfeffer abschmecken.

RICHTLINIE: und **fertig in ca:** 4 Std. 30 Minuten.

Die Butter und das Öl in einer Pfanne erhitzen. Die Zwiebeln hinzugeben und auf mittlerer Flamme braten, bis die Zwiebeln zu karamellisieren beginnen.

Die Zwiebeln in den langsamen Kocher geben und die restlichen Zutaten hinzufügen.

Mit Salz und Pfeffer würzen und 4 Stunden auf niedriger Stufe kochen.

Servieren Sie den Dip warm mit Gemüsesticks oder Ihren liebsten knusprigen Snacks.

KÄSIGER RINDFLEISCH-DIP.

ZUTATEN: für **Portionen:** 8

1 Pfund geriebener Cheddar

2 Pfund Rinderhackfleisch

1/2 Tasse Weißwein

1 Poblano-Paprikaschote, gewürfelt.

1/2 Tasse Frischkäse

RICHTLINIE: und **fertig in ca:** 3 Std. 15 Minuten.

Alle Zutaten in einem Kochtopf vermengen.

Auf höchster Stufe 3 Stunden lang kochen. Vorzugsweise warm servieren.

DATTELN IM SPECKMANTEL.

ZUTATEN: für **Portionen:** 8

16 Datteln, entsteint

16 Scheiben Speck

16 Mandeln

RICHTLINIE: und **fertig in ca:** 1 Std. 45 Minuten.

Füllen Sie jede Dattel mit einer Mandel. Jede Dattel mit Speck umwickeln und die eingewickelten Datteln in den langsamen Kocher legen.

Mit dem Deckel abdecken und auf höchster Stufe 1 Stunde und 25 Minuten kochen. Warm oder gekühlt servieren.

WURST-DIP.

ZUTATEN: für **Portionen:** 8

1 Pfund würzige Schweinswürste

1 Pfund frische Schweinefleischwürste

1 Becher Frischkäse

1 Dose gewürfelte Tomaten

2 Poblano-Paprikaschoten, gewürfelt.

RICHTLINIE: und **fertig in ca:** 6 Std. 15 Minuten.

Alle Zutaten in einem Kochtopf vermengen.

Auf niedriger Stufe 6 Stunden lang kochen. Warm oder gekühlt servieren.

KANDIERTE KIELBASA.

ZUTATEN: für **Portionen:** 8

2 Pfund Krakauer-Würste

1 Tasse BBQ-Sauce

1/2 Tasse brauner Zucker

1 Teelöffel zubereiteter Meerrettich

1/4 Teelöffel Kreuzkümmelpulver

1/2 Teelöffel schwarzer Pfeffer

RICHTLINIE: und **fertig in ca:** 6 Std. 15 Minuten.

Alle Zutaten in einem langsamen Kocher vermengen und bei Bedarf salzen.

Auf niedriger Stufe 6 Stunden lang kochen. Die Krakauer warm oder gekühlt servieren.

GRÜNER GEMÜSEDIP.

ZUTATEN: für **Portionen:** 12

10 Unzen gefrorener Spinat, aufgetaut und abgetropft

1/2 Tasse geriebener Parmesankäse

1/2 Tasse Feta-Käse, zerbröckelt

1 Glas Artischockenherzen, abgetropft.

1 Becher Frischkäse

1 Becher saure Sahne

1 Tasse gehackte Petersilie

1/2 Teelöffel Zwiebelpulver

1/4 Teelöffel Knoblauchpulver

RICHTLINIE: und **fertig in etwa:** 2 Std. 15 Minuten.

Alle Zutaten in den langsamen Kocher geben und vorsichtig vermischen. Mit dem Deckel abdecken und auf höchster Stufe 2 Stunden lang kochen.

Servieren Sie den Dip warm oder gekühlt mit knusprigem Brot, Keksen oder anderen salzigen Snacks oder auch Gemüsesticks.

CHIPOTLE BBQ-FLEISCHBÄLLCHEN.

ZUTATEN: für **Portionen:** 10

3 Pfund Schweinehackfleisch

2 Chipotle-Paprikaschoten, gewürfelt.

2 Tassen BBQ-Sauce

1/4 Tasse Preiselbeersauce

2 Knoblauchzehen, gehackt.

2 Schalotten, gewürfelt.

1 Lorbeerblatt

Mit Salz und Pfeffer abschmecken.

RICHTLINIE: und **fertig in ca:** 7 Std. 30 Minuten.

Schweinefleisch, Knoblauch, Schalotten, Chipotle-Paprika, Salz und Pfeffer in einer Schüssel mischen.

Kombinieren Sie BBQ-Sauce, Preiselbeersauce, Lorbeerblatt, Salz und Pfeffer in Ihrem Slow Cooker.

Kleine Frikadellen formen und in die Sauce geben.

Den Topf mit dem Deckel abdecken und auf niedriger Stufe 7 Stunden kochen. Die Fleischbällchen warm oder gekühlt mit Cocktailspießen oder Zahnstochern servieren.

GEFÜLLTE CHAMPIGNONS MIT ZIEGENKÄSE.

ZUTATEN: für **Portionen:** 6

12 mittelgroße Champignons

1/2 Tasse Semmelbrösel

1 Poblano-Paprikaschote, gewürfelt.

6 oz. Ziegenkäse

1 Ei

1 Teelöffel getrockneter Oregano

RICHTLINIE: und **fertig in ca:** 4 Std. 15 Minuten.

Ziegenkäse, Ei, Semmelbrösel, Pfeffer und Oregano in einer Schüssel vermengen.

Die Pilze mit der Ziegenkäsemischung füllen und in den Kochtopf geben.

Den Topf abdecken und auf niedriger Stufe 4 Stunden kochen. Die Pilze warm oder gekühlt servieren.

MEXIKANISCHER CHILI-DIP.

ZUTATEN: für **Portionen:** 20

1 Dose schwarze Bohnen, abgetropft.

1/2 Tasse Rinderbrühe

1½ Tassen geriebener Cheddar

1 Dose rote Bohnen, abgetropft.

1 Dose gewürfelte Tomaten

1/2 Teelöffel Kreuzkümmelpulver

1/2 Teelöffel Chilipulver

Mit Salz und Pfeffer abschmecken.

RICHTLINIE: und **fertig in etwa:** 2 Std. 15 Minuten.

Bohnen, Tomaten, Kreuzkümmel, Chili und Brühe in den langsamen Kocher geben.

Mit Salz und Pfeffer abschmecken und mit geriebenem Käse bestreuen.

Auf höchster Stufe 2 Stunden lang kochen. Der Dip wird am besten warm serviert.

ORIENTALISCHE HÄHNCHEN-HÄPPCHEN.

ZUTATEN: für **Portionen:** 10

4 Hühnerbrüste, gewürfelt.

4 Knoblauchzehen, gehackt.

1 Tasse Hühnerbrühe

1/2 Zitrone, entsaftet

2 süße Zwiebeln, in Scheiben geschnitten.

2 Esslöffel Olivenöl

1 Teelöffel Kreuzkümmelpulver

1 Teelöffel geriebener Ingwer

1/2 Teelöffel Zimtpulver

1 Teelöffel geräucherter Paprika

Mit Salz und Pfeffer abschmecken.

RICHTLINIE: und **fertig in ca:** 7 Std. 15 Minuten.

Kombinieren Sie alle Zutaten in Ihrem Slow Cooker.

Mit Salz und Pfeffer abschmecken und gut mischen, bis die Zutaten gleichmäßig verteilt sind.

Zugedeckt 7 Stunden lang auf niedriger Stufe kochen. Die Hähnchenbisse warm oder gekühlt servieren.

HÜHNERLEBER IM SPECKMANTEL.

ZUTATEN: für **Portionen:** 6

Speckscheiben nach Bedarf

2-lbs. Hühnerleber

RICHTLINIE: und **fertig in ca:** 3 Std. 30 Minuten.

Jede Hühnerleber mit einer Scheibe Speck umwickeln und alle Lebern in den Kochtopf geben.

Bei starker Hitze 3 Stunden lang kochen. Warm oder gekühlt servieren.

TRUTHAHN-HACKBRATEN.

ZUTATEN: für **Portionen:** 8

1 1/2 Pfund Putenhackfleisch

1/4 Tasse Semmelbrösel

1 Tasse zerkleinerter Mozzarella

1 Karotte, gerieben

1 Süßkartoffel, gerieben

1 Ei

1/4 Teelöffel Chilipulver

Mit Salz und Pfeffer abschmecken.

RICHTLINIE: und **fertig in ca:** 6 Std. 15 Minuten.

Alle Zutaten in einer Schüssel mischen und nach Bedarf mit Salz und Pfeffer würzen.

Gut durchmischen und die Mischung in den langsamen Kocher geben.

Die Mischung gut ausstreichen und mit dem Deckel des Topfes abdecken.

Auf niedriger Stufe 6 Stunden lang kochen. Den Hackbraten warm oder gekühlt servieren.

GEMÜSE

MARINARA-SOßE.

ZUTATEN: für **Portionen:** 8

2 Pfund frische Tomaten, gehäutet und püriert

2 große Zwiebeln, gewürfelt.

2 Möhren, gerieben

1 Stange Staudensellerie, gewürfelt

1 Lorbeerblatt

1/2 Tasse Gemüsebrühe

4 Knoblauchzehen, gehackt.

2 Esslöffel Tomatenmark

3 Esslöffel Olivenöl

1 Teelöffel Honig

1/2 Teelöffel getrockneter Oregano

1/4 Teelöffel rote Paprikaflocken

1 Teelöffel Rotweinessig

Mit Salz und Pfeffer abschmecken.

RICHTLINIE: und **fertig in ca:** 6 Std. 30 Minuten.

Das Öl in einer Pfanne oder einem Topf erhitzen und die Zwiebeln und den Knoblauch hinzufügen. 5 Minuten anbraten, bis sie weich sind, dann in den Slow Cooker geben.

Die restlichen Zutaten hinzufügen und mit Salz und Pfeffer würzen.

Auf niedriger Stufe 6 Stunden lang kochen. Servieren Sie die Marinara-Sauce sofort zu den Nudeln oder bewahren Sie sie in einem luftdichten Behälter im Gefrierfach auf, bis sie benötigt wird.

DREI-BOHNEN-CHILI.

ZUTATEN: für **Portionen:** 8

1/2 Tasse getrocknete weiße Bohnen, abgespült.

1 Stange Staudensellerie, gewürfelt

1 Zwiebel, gewürfelt.

2 Knoblauchzehen, gehackt.

1/2 Tasse gewürfelte Tomaten

2 Tassen Gemüsebrühe

1 Tasse Wasser

1 Lorbeerblatt

1/2 Tasse Cannellini-Bohnen, abgespült.

1/2 Tasse Kidneybohnen, abgespült.

2 Möhren, gewürfelt

1/2 rote Chilischote, in Scheiben geschnitten.

2 Esslöffel Tomatenmark

1/2 Teelöffel Kreuzkümmelpulver

Mit Salz und Pfeffer abschmecken.

RICHTLINIE: und **fertig in ca:** 8 Std. 30 Minuten.

Bohnen, Karotten, Sellerie, Zwiebeln und Knoblauch in den Kochtopf geben.

Die restlichen Zutaten hinzufügen und mit Salz und Pfeffer würzen.

Das Chili 8 Stunden lang auf niedriger Stufe kochen. Das Gericht wird am besten warm serviert.

KICHERERBSEN-GEMÜSE-CURRY.

ZUTATEN: für **Portionen:** 6

1 Tasse getrocknete Kichererbsen, abgespült.

2 Kartoffeln, geschält und gewürfelt.

1 rote Paprika, entkernt und gewürfelt.

1 Poblano-Paprikaschote, gewürfelt.

1 Tasse feuergeröstete Tomaten

2 Tassen Gemüsebrühe

1 große Zwiebel, gewürfelt.

1 Lorbeerblatt

2 Knoblauchzehen, gehackt.

1 Karotte, in Scheiben geschnitten.

1 Teelöffel Curry

1 Teelöffel geriebener Ingwer

Mit Salz und Pfeffer abschmecken.

Gehackter Koriander zum Servieren

RICHTLINIE: und **fertig in ca:** 6 Std. 15 Minuten.

Kombinieren Sie alle Zutaten in Ihrem Slow Cooker.

Mit Salz und Pfeffer abschmecken und das Curry auf niedriger Stufe 6 Stunden lang kochen.

Das Curry wird am besten warm serviert und mit gehacktem Koriander bestreut.

KAKAO-SCHWARZBOHNEN-CHILI.

ZUTATEN: für **Portionen:** 10

2 Tassen getrocknete schwarze Bohnen

2 Tassen Gemüsebrühe

3 Tassen Wasser

2 rote Zwiebeln, gewürfelt.

4 Knoblauchzehen, gehackt.

1 große Karotte, gewürfelt

1 rote Paprika, entkernt und gewürfelt.

1/2 Zimtstange

1 Lorbeerblatt

2 Esslöffel Olivenöl

1 Esslöffel Kakaopulver

2 Esslöffel Tomatenmark

1/2 Teelöffel Chilipulver

1/2 Teelöffel Kreuzkümmelpulver

Mit Salz und Pfeffer abschmecken.

RICHTLINIE: und **fertig in ca:** 8 Std. 30 Minuten.

Das Öl in einer Pfanne erhitzen und die Zwiebeln und den Knoblauch darin andünsten. 5 Minuten anbraten, bis sie weich sind, dann in den Slow Cooker geben.

Die Gewürze und die restlichen Zutaten hinzufügen und mit Salz und Pfeffer abschmecken.

Auf niedriger Stufe 8 Stunden lang kochen. Das Chili warm servieren.

PINTO-BOHNEN-CHILI MIT BUTTERNUSSKÜRBIS.

ZUTATEN: für **Portionen:** 8

2 Dosen (15 Unzen) Pinto-Bohnen, abgetropft.

1 Tasse Mais in Dosen, abgetropft.

1 große Zwiebel, gewürfelt.

1/2 Tasse Tomatensauce

1 Tasse Gemüsebrühe

2 Knoblauchzehen, gehackt.

3 Tassen Butternusskürbiswürfel

1 Lorbeerblatt

1 Thymianzweig

2 Esslöffel Tomatenmark

1/2 Teelöffel Chilipulver

1 Limette, in Scheiben geschnitten.

Mit Salz und Pfeffer abschmecken.

RICHTLINIE: und **fertig in ca:** 6 Std. 15 Minuten.

Butternusskürbis, Pintobohnen, Mais aus der Dose, Zwiebel, Knoblauch und Tomatenmark in den langsamen Kocher geben.

Die restlichen Zutaten hinzufügen und mit Salz und Pfeffer würzen.

Auf niedriger Stufe 6 Stunden lang kochen. Das Chili warm servieren und mit Limettensaft beträufeln.

ZUCCHINI-BOHNEN-EINTOPF.

ZUTATEN: für **Portionen:** 6

1 Dose (15 Unzen) weiße Bohnen, abgetropft.

1 rote Paprika, entkernt und gewürfelt.

1 Dose gewürfelte Tomaten

2 Knoblauchzehen, gehackt.

1 Zucchini, gewürfelt.

1 Stange Staudensellerie, gewürfelt

1 Tasse Gemüsebrühe

1 Lorbeerblatt

1 Teelöffel getrocknete italienische Kräuter

Mit Salz und Pfeffer abschmecken.

RICHTLINIE: und **fertig in etwa:** 2 Std. 15 Minuten.

Kombinieren Sie Bohnen, Paprika und Zucchini in Ihrem Slow Cooker.

Die restlichen Zutaten hinzufügen und mit Salz und Pfeffer abschmecken.

Auf höchster Stufe 2 Stunden lang kochen. Der Eintopf wird am besten warm serviert.

LINSENEINTOPF MIT KNOBLAUCH.

ZUTATEN: für Portionen: 6

1 Tasse rote Linsen

6 Knoblauchzehen, gehackt.

1 Zwiebel, gewürfelt.

1 Tasse Gemüsebrühe

1 Tasse gewürfelte Tomaten

1 Tasse Kokosnussmilch

1 Lorbeerblatt

1 Thymianzweig

2 Esslöffel Tomatenmark

1/2 Teelöffel geriebener Ingwer

1/2 Teelöffel Garam Masala

1 Teelöffel brauner Zucker

Mit Salz und Pfeffer abschmecken.

RICHTLINIE: und fertig in ca: 4 Std. 15 Minuten.

Linsen, Knoblauch, Zwiebeln, Garam Masala und die übrigen Zutaten in den Kochtopf geben.

Mit Salz und Pfeffer abschmecken und 4 Stunden auf niedriger Stufe kochen. Der Eintopf wird am besten warm und frisch serviert.

WEIßES BOHNEN-ARTISCHOCKEN-RAGOUT.

ZUTATEN: für Portionen: 8

2 Dosen (15 Unzen) Cannellini-Bohnen, abgetropft.

2 Kartoffeln, geschält und gewürfelt.

6 Artischockenherzen, abgetropft und zerkleinert.

1 kleine Fenchelknolle, in Scheiben geschnitten.

1 Tasse Gemüsebrühe

2 Lauchstangen, in Scheiben geschnitten.

1 Karotte, in Scheiben geschnitten.

4 Knoblauchzehen, gehackt.

2 Esslöffel Olivenöl

1/2 Teelöffel getrocknetes Basilikum

Mit Salz und Pfeffer abschmecken.

RICHTLINIE: und **fertig in ca:** 6 Std. 30 Minuten.

Das Öl in einer Pfanne erhitzen und den Lauch hinzufügen. 5 Minuten kochen, bis er weich ist, und in den Slow Cooker geben.

Die restlichen Zutaten hinzufügen und mit Salz und Pfeffer würzen.

Auf niedriger Stufe 6 Stunden lang kochen. Das Ragout wird am besten warm serviert.

SOMMERKÜRBIS-LASAGNE.

ZUTATEN: für **Portionen:** 8

2 Sommerkürbisse, in dünne Streifen geschnitten

1 Dose Kichererbsen, abgetropft.

1/2 Tasse rote Linsen

1 Schalotte, gewürfelt.

4 reife Tomaten, püriert

1/2 Tasse gehackte Petersilie

1 Zitrone, entsaftet

1½ Tassen zerkleinerter Mozzarella

4 Esslöffel italienisches Pesto

1 Prise Chiliflocken

1/2 Teelöffel getrockneter Thymian

Mit Salz und Pfeffer abschmecken.

RICHTLINIE: und **fertig in ca:** 6 Std. 30 Minuten.

Kichererbsen, Linsen, Petersilie, Zitronensaft, Thymian und Chiliflocken in einer Schüssel mischen. Mit Salz und Pfeffer abschmecken und gut vermischen.

Legen Sie ein paar Kürbisscheiben in den langsamen Kocher. Mit Pesto bestreichen und mit einem Teil der Kichererbsenmischung belegen.

Ein paar Löffel Tomatenpüree darüber gießen und Kürbisscheiben, Pesto, Kichererbsenmischung und Tomatenpüree darauf schichten.

Mit einer Schicht Mozzarella abschließen und 6 Stunden auf niedriger Stufe kochen. Die Lasagne warm servieren.

GEMÜSEMISCHUNG EINTOPF.

ZUTATEN: für Portionen: 10

1 süße Zwiebel, gewürfelt.

1/2 Kopf Blumenkohl, in Röschen geschnitten

2 rote Paprikaschoten, entkernt und gewürfelt.

1 Tasse Kirschtomaten, halbiert

1/2 Tasse Tomatensauce

2 Tassen Gemüsebrühe

1 Lorbeerblatt

1 Karotte, in Scheiben geschnitten.

1 Pastinake, gewürfelt.

1 Zucchini, gewürfelt.

4 Knoblauchzehen, gehackt.

2 Esslöffel Olivenöl

Mit Salz und Pfeffer abschmecken.

RICHTLINIE: und fertig in ca: 6 Std. 30 Minuten.

Das Öl in einer Pfanne erhitzen und die Zwiebel und den Knoblauch hinzufügen. 2 Minuten kochen, bis sie weich sind, dann in den Slow Cooker geben.

Die restlichen Zutaten hinzufügen und mit Salz und Pfeffer abschmecken.

Auf niedriger Stufe 6 Stunden lang kochen. Den Eintopf warm und frisch servieren.

BOHNEN-TOMATEN-EINTOPF.

ZUTATEN: für Portionen: 8

2 rote Zwiebeln, gewürfelt.

1 Tasse getrocknete schwarze Bohnen, abgespült.

2 Tassen Gemüsebrühe

2 Knoblauchzehen, gehackt.

1 rote Paprika, entkernt und gewürfelt.

2 Tomaten, gehäutet und gewürfelt.

1 Tasse Wasser

1 Karotte, gewürfelt

1 Stange Staudensellerie, gewürfelt

1 Lorbeerblatt

1 Thymianzweig

1 Tasse feuergeröstete Tomaten

2 Esslöffel Tomatenmark

Mit Salz und Pfeffer abschmecken.

RICHTLINIE: und **fertig in ca:** 7 Std. 30 Minuten.

Zwiebeln, Knoblauch, Paprika, Karotten und Sellerie in den langsamen Kocher geben.

Die restlichen Zutaten hinzufügen und mit Salz und Pfeffer würzen.

Auf niedriger Stufe 7 Stunden lang kochen. Der Eintopf wird am besten warm serviert.

Scharfes Süßkartoffel-Chili.

ZUTATEN: für **Portionen:** 8

1 1/2 Pfund Süßkartoffeln, geschält und gewürfelt.

1 Dose (15 Unzen) schwarze Bohnen, abgetropft.

2 Tassen Gemüsebrühe

2 Schalotten, gewürfelt.

1 Knoblauchzehe, gehackt.

1/4 Teelöffel Kreuzkümmelpulver

1/2 Teelöffel Currypulver

1 Karotte, gewürfelt

2 Esslöffel Tomatenmark

2 Esslöffel Olivenöl

1/2 Teelöffel Chilipulver

Mit Salz und Pfeffer abschmecken.

RICHTLINIE: und **fertig in ca:** 5 Std. 30 Minuten.

Das Öl in einer Pfanne erhitzen und die Schalotten und den Knoblauch hinzufügen. 2 Minuten anbraten und dann in den Slow Cooker geben.

Die restlichen Zutaten hinzufügen und mit Salz und Pfeffer würzen.

Das Chili 5 Stunden lang auf niedriger Stufe kochen. Servieren Sie das Chili warm.

CURRY-KOKOSNUSS-KICHERERBSEN.

ZUTATEN: für **Portionen:** 6

2 Dosen (15 Unzen) Kichererbsen, abgetropft.

1 Dose gewürfelte Tomaten

1 Tasse Kokosnussmilch

1/2 Tasse Gemüsebrühe

2 Schalotten, gewürfelt.

2 Knoblauchzehen, gehackt.

2 Esslöffel gehackter Koriander

1 Teelöffel Currypulver

Mit Salz und Pfeffer abschmecken.

RICHTLINIE: und **fertig in etwa:** 2 Std. 15 Minuten.

Kichererbsen, Schalotten, Knoblauch, Tomaten, Kokosmilch, Brühe und Currypulver im langsamen Kocher vermischen.

Mit Salz und Pfeffer abschmecken und auf höchster Stufe 2 Stunden kochen.

Zum Schluss den gehackten Koriander unterrühren und das Gericht warm servieren.

GESCHICHTETE SPINAT-RICOTTA-LASAGNE.

ZUTATEN: für **Portionen:** 10

16 oz. gefrorener Spinat, aufgetaut

2½ Tassen Tomatensauce

6 Lasagne-Nudeln

1 Tasse Ricotta-Käse

2 Knoblauchzehen, gehackt.

1/2 Tasse geriebener Parmesan

2 Tassen zerkleinerter Mozzarella-Käse

1/2 Teelöffel getrockneter Majoran

1/2 Teelöffel getrocknetes Basilikum

Mit Salz und Pfeffer abschmecken.

RICHTLINIE: und **fertig in ca:** 6 Std. 30 Minuten.

Spinat, Ricotta, Majoran, Basilikum, Knoblauch, Parmesan, Salz und Pfeffer in einer Schüssel vermengen.

Beginnen Sie damit, die Lasagnenudeln, die Spinat-Ricotta-Füllung und die Tomatensoße in Ihren Slow Cooker zu schichten.

Mit geriebenem Mozzarella bestreuen und 6 Stunden auf niedriger Stufe kochen. Die Lasagne warm servieren.

SÜßKARTOFFEL-CURRY.

ZUTATEN: für **Portionen:** 6

1 Pfund Süßkartoffeln, geschält und gewürfelt.

1 Tasse Gemüsebrühe

1 Schalotte, gewürfelt.

2 Knoblauchzehen, gehackt.

2 rote Paprikaschoten, entkernt und gewürfelt.

1 Karotte, gewürfelt

1/2 Tasse Kokosnussmilch

2 Esslöffel Olivenöl

2 Esslöffel Tomatenmark

1 Lorbeerblatt

1/2 Teelöffel Kreuzkümmelpulver

1/2 Teelöffel Currypulver

1 Prise Chilipulver

Mit Salz und Pfeffer abschmecken.

RICHTLINIE: und **fertig in etwa:** 2 Std. 30 Minuten.

Das Öl in einer Pfanne erhitzen und die Schalotte und den Knoblauch hinzufügen.

2 Minuten anbraten, bis sie weich sind, dann in den Slow Cooker geben.

Die restlichen Zutaten hinzufügen und mit Salz und Pfeffer würzen. Auf höchster Stufe 2 Stunden lang kochen. Servieren Sie das Curry warm.

KUBANISCHE BOHNEN.

ZUTATEN: für **Portionen:** 6

1 Tasse getrocknete schwarze Bohnen, abgespült.

1 Tasse gehackte Zwiebel

2 rote Paprikaschoten, entkernt und gewürfelt.

1 grüne Paprika, entkernt und gewürfelt.

1 Dose feuergeröstete Tomaten

1 grüne Chilischote, gehackt.

2 Tassen Gemüsebrühe

2 Tassen Wasser

1 Teelöffel Fenchelsamen

1/2 Teelöffel Kreuzkümmelsamen

1/2 Teelöffel gemahlener Koriander

1 Teelöffel Sherryweinessig

Mit Salz und Pfeffer abschmecken.

RICHTLINIE: und **fertig in ca:** 8 Std. 15 Minuten.

Kombinieren Sie die Bohnen und die restlichen Zutaten in Ihrem Slow Cooker.

Nach Bedarf salzen und pfeffern und 8 Stunden auf niedriger Stufe kochen.

Servieren Sie die Bohnen warm in Tortillas oder mit gekochtem Reis.

SPINAT-BOHNEN-AUFLAUF.

ZUTATEN: für **Portionen:** 8

2 Scheiben Speck, gewürfelt.

4 Tassen frischer Spinat, zerkleinert

1 Lorbeerblatt

2 süße Zwiebeln, gewürfelt.

1/2 Tasse Tomatensauce

1 Karotte, gewürfelt

1½ Tassen getrocknete schwarze Bohnen, abgespült.

2 Tassen Gemüsebrühe

2 Tassen Wasser

1 Staudensellerie, in Scheiben geschnitten.

4 Knoblauchzehen, gehackt.

2 Esslöffel Tomatenmark

1/2 Teelöffel getrockneter Salbei

Mit Salz und Pfeffer abschmecken.

RICHTLINIE: und **fertig in ca:** 6 Std. 30 Minuten.

Eine Pfanne auf mittlerer Flamme erhitzen und den Speck hinzufügen. Knusprig braten, dann die Zwiebeln und den Knoblauch unterrühren. 2 Minuten braten, bis er weich ist.

In den langsamen Kocher geben und die restlichen Zutaten hinzufügen.

Mit Salz und Pfeffer abschmecken und auf niedriger Stufe 6 Stunden kochen. Servieren Sie den Eintopf warm und frisch.

REIS-BOHNEN-EINTOPF.

ZUTATEN: für **Portionen:** 6

1/2 Tasse Wildreis

2 Tomaten, gehäutet und gewürfelt.

2 Tassen Gemüsebrühe

1 Dose schwarze Bohnen, abgetropft.

1 Stange Staudensellerie, gewürfelt

1/2 Zitrone, entsaftet

2 Esslöffel Pinienkerne

2 Esslöffel gehackte Petersilie

Mit Salz und Pfeffer abschmecken.

RICHTLINIE: und **fertig in ca:** 6 Std. 15 Minuten.

Den Reis, die Bohnen, den Stangensellerie und die Tomaten in den langsamen Kocher geben.

Die restlichen Zutaten, außer der Petersilie und dem Zitronensaft, hinzufügen und mit Salz und Pfeffer würzen.

Auf niedriger Stufe 6 Stunden lang kochen.

Zum Schluss den Zitronensaft und die gehackte Petersilie unterrühren und den Eintopf warm oder gekühlt servieren.

SAUCIGER TOMATEN-WEISSBOHNEN-EINTOPF.

ZUTATEN: für **Portionen:** 8

1 Dose (28 Unzen) gewürfelte Tomaten

1 rote Zwiebel, gewürfelt.

1½ Tassen weiße Bohnen, abgespült.

3 Tassen Gemüsebrühe

1 Lorbeerblatt

1 Thymianzweig

1 Zweig Rosmarin

2 Knoblauchzehen, gehackt.

1 Teelöffel Worcestershire-Sauce

Mit Salz und Pfeffer abschmecken.

RICHTLINIE: und **fertig in ca:** 6 Std. 30 Minuten.

Kombinieren Sie die Bohnen und die restlichen Zutaten in Ihrem Slow Cooker.

Salzen und pfeffern und mit einem Deckel abdecken. Auf niedriger Stufe 6 Stunden lang kochen, bis die Bohnen zart und saftig sind. Den Eintopf warm und frisch servieren.

ENCHILADAS AUS WEIßEN BOHNEN UND SPINAT.

ZUTATEN: für **Portionen:** 6

1 Dose (15 Unzen) weiße Bohnen, abgetropft.

1 Dose Zuckermais, abgetropft.

2 Tassen Spinat, zerkleinert

1 Tasse Gemüsebrühe

1 Tasse rote Salsa

2 Schalotten, gewürfelt.

2 Knoblauchzehen, gehackt.

2 Esslöffel Olivenöl

1/2 Teelöffel Kreuzkümmelpulver

Mit Salz und Pfeffer abschmecken.

Tortillas aus Mehl zum Servieren

Geriebener Cheddar zum Servieren

RICHTLINIE: und **fertig in ca:** 3 Std. 15 Minuten.

Das Öl in einer Pfanne erhitzen und die Schalotte hinzufügen. Ein paar Minuten unter häufigem Rühren kochen, dann in den Slow Cooker geben.

Die restlichen Zutaten hinzufügen und mit Salz und Pfeffer würzen.

Auf höchster Stufe 3 Stunden lang kochen. Nach der Garzeit die Mischung in Mehltortillas füllen und mit geriebenem Käse bestreuen. Die Enchiladas sofort servieren.

SUPPEN

WURST-BOHNEN-SUPPE.

ZUTATEN: für Portionen: 8

4 Schweinswürstchen, in Scheiben geschnitten.

2 Scheiben Speck, gewürfelt.

1 Dose (15 Unzen) weiße Bohnen, abgetropft.

2 Tassen Hühnerbrühe

4 Tassen Wasser

1 Karotte, gewürfelt

1 Pastinake, gewürfelt

1 Staudensellerie, in Scheiben geschnitten.

1 süße Zwiebel, gewürfelt.

1 Knoblauchzehe, gehackt.

1 Dose gewürfelte Tomaten

1/2 Teelöffel getrockneter Rosmarin

1/2 Teelöffel getrockneter Thymian

Mit Salz und Pfeffer abschmecken.

RICHTLINIE: und fertig in ca: 3 Std. 15 Minuten.

Eine Pfanne auf mittlerer Flamme erhitzen und den Speck einrühren. 2-3 Minuten knusprig anbraten.

Den Speck in den Slow Cooker geben. Die restlichen Zutaten hinzufügen und mit Salz und Pfeffer würzen.

Die Suppe auf höchster Stufe 3 Stunden lang kochen. Die Suppe wird am besten warm serviert, schmeckt aber auch gut gekühlt.

WEIßE BOHNENCREMESUPPE.

ZUTATEN: für Portionen: 6

1 Dose (15 Unzen) weiße Bohnen, abgetropft.

2 Tassen Hühnerbrühe

3 Tassen Wasser

1/2 Sellerieknolle, geschält und gewürfelt.

1 Pastinake, gewürfelt

1 süße Zwiebel, gewürfelt.

2 Knoblauchzehen, gehackt.

1 Esslöffel Olivenöl

1/2 Teelöffel getrockneter Thymian

Mit Salz und Pfeffer abschmecken.

RICHTLINIE: und **fertig in ca:** 4 Std. 15 Minuten.

Das Öl in einer Pfanne erhitzen und die Zwiebel, den Knoblauch, den Sellerie und die Pastinake darin anbraten. 5 Minuten kochen, bis sie weich sind, dann die Mischung in den Slow Cooker geben.

Die restlichen Zutaten hinzufügen und 4 Stunden lang auf niedriger Stufe kochen.

Anschließend die Suppe mit einem Stabmixer pürieren, bis sie glatt und cremig ist. Servieren Sie die Suppe warm und frisch.

RINDFLEISCH-KOHLSUPPE.

ZUTATEN: für **Portionen:** 8

1 Pfund Rinderbraten, gewürfelt.

1 kleiner Kohlkopf, zerkleinert

1 Dose (15 Unzen) gewürfelte Tomaten

2 Tassen Rinderbrühe

1 süße Zwiebel, gewürfelt.

1 Karotte, gerieben

2 Tassen Wasser

2 Esslöffel Olivenöl

1/2 Teelöffel Kreuzkümmelsamen

Mit Salz und Pfeffer abschmecken.

RICHTLINIE: und **fertig in ca:** 7 Std. 30 Minuten.

Das Öl in einer Pfanne erhitzen und den Rinderbraten hinzufügen. 5-6 Minuten von allen Seiten anbraten, dann das Fleisch in den Slow Cooker geben.

Die restlichen Zutaten hinzufügen und mit Salz und Pfeffer würzen.

Auf niedriger Stufe 7 Stunden lang kochen. Die Kohlsuppe warm servieren.

KARTOFFELCREMESUPPE.

ZUTATEN: für **Portionen:** 6

6 Scheiben Speck, gewürfelt.

6 mittelgroße Kartoffeln, geschält und in Würfel geschnitten.

1½ Tassen halb und halb

2 Tassen Wasser

1 Esslöffel gehackte Petersilie

1 süße Zwiebel, gewürfelt.

1 Dose kondensierte Hühnersuppe

Mit Salz und Pfeffer abschmecken.

RICHTLINIE: und **fertig in ca:** 6 Std. 30 Minuten.

Eine Pfanne auf mittlerer Flamme erhitzen und den Speck hinzufügen.

Braten Sie den Speck knusprig und geben Sie ihn mit dem Fett in den Slow Cooker.

Zwiebel, Hühnersuppe, Kartoffeln, Wasser, Salz und Pfeffer hinzufügen und 4 Stunden auf niedriger Stufe kochen.

Die Hälfte und die Hälfte hinzugeben und weitere 2 Stunden kochen lassen.

Zum Schluss die gehackte Petersilie unterrühren und die Suppe warm servieren.

KARTOFFEL-KIELBASA-SUPPE.

ZUTATEN: für **Portionen:** 8

1/2 Pfund frischer Spinat, zerkleinert

1 Pfund Kielbasa-Würstchen, in Scheiben geschnitten.

1 süße Zwiebel, gewürfelt.

2 große Kartoffeln, geschält und gewürfelt.

2 Tassen Hühnerbrühe

3 Tassen Wasser

2 Möhren, gewürfelt

1 Pastinake, gewürfelt

1 Knoblauchzehe, gehackt.

2 rote Paprikaschoten, entkernt und gewürfelt.

1 Zitrone, entsaftet

Mit Salz und Pfeffer abschmecken.

RICHTLINIE: und **fertig in ca:** 4 Std. 15 Minuten.

Die Würste, Zwiebeln, Karotten, Pastinaken, Knoblauch, Kartoffeln und Paprika in den langsamen Kocher geben.

Brühe, Wasser, Spinat und Zitronensaft einrühren und mit Salz und Pfeffer abschmecken.

Auf niedriger Stufe 6 Stunden lang kochen. Die Suppe warm oder gekühlt servieren.

HÜHNERWURSTSUPPE.

ZUTATEN: für **Portionen:** 8

1 Pfund italienische Würstchen, in Scheiben geschnitten.

1 Dose gewürfelte Tomaten

1 Dose Cannellini-Bohnen

1/4 Tasse trockener Weißwein

2 Tassen Hühnerbrühe

1 rote Paprika, entkernt und gewürfelt.

1 Karotte, gewürfelt

3 Tassen Wasser

1/2 Tasse kurze Nudeln

1 süße Zwiebel, gewürfelt.

2 Knoblauchzehen, gehackt.

1/2 Teelöffel getrockneter Oregano

1/2 Teelöffel getrocknetes Basilikum

Mit Salz und Pfeffer abschmecken.

2 Esslöffel gehackte Petersilie

RICHTLINIE: und **fertig in ca:** 6 Std. 30 Minuten.

Würstchen, Zwiebel, Knoblauch, Paprika, Karotten, Oregano, Basilikum, Tomaten, Bohnen, Wein, Brühe und Wasser in einen langsamen Kocher geben.

Auf höchster Stufe 1 Stunde lang kochen, dann die Nudeln hinzufügen und 5 Stunden lang kochen lassen. Die Suppe warm servieren und mit frisch gehackter Petersilie bestreuen.

GEWÜRZTE KÜRBISCREMESUPPE.

ZUTATEN: für **Portionen:** 6

1 Schalotte, gewürfelt.

1 mittelgroßer Zuckerkürbis, geschält und gewürfelt.

2 Tassen Hühnerbrühe

2 Tassen Wasser

2 Möhren, in Scheiben geschnitten.

2 Knoblauchzehen, gehackt.

2 Esslöffel Olivenöl

1 Thymianzweig

1/2 Zimtstange

1 Sternanis

Mit Salz und Pfeffer abschmecken.

1/2 Teelöffel Kreuzkümmelpulver

1/4 Teelöffel Chilipulver

RICHTLINIE: und **fertig in ca:** 5 Std. 15 Minuten.

Schalotten, Karotten, Knoblauch und Olivenöl in einer Pfanne vermischen. 5 Minuten kochen, bis sie weich sind.

In den langsamen Kocher geben und die restlichen Zutaten, einschließlich der Gewürze, hinzufügen.

Auf niedriger Stufe 5 Stunden lang kochen, dann Zimt, Thymianzweig und Sternanis entfernen und die Suppe mit einem Stabmixer pürieren. Die Suppe kann entweder warm oder gekühlt serviert werden.

POSOLE-SUPPE.

ZUTATEN: für **Portionen:** 8

1 Pfund Schweinefilet, gewürfelt.

1 Dose (15 Unzen) schwarze Bohnen, abgetropft.

1 Dose Zuckermais, abgetropft.

1 Tasse gewürfelte Tomaten

2 Jalapeno-Paprikaschoten, gewürfelt.

4 Tassen Hühnerbrühe

2 Tassen Wasser

1 süße Zwiebel, gewürfelt.

2 Knoblauchzehen, gehackt.

2 Limetten, entsaften

1 Esslöffel Rapsöl

1/2 Teelöffel Kreuzkümmelpulver

1/2 Teelöffel getrockneter Oregano

1/2 Teelöffel getrocknetes Basilikum

1/4 Teelöffel Chilipulver

Mit Salz und Pfeffer abschmecken.

RICHTLINIE: und **fertig in ca:** 6 Std. 15 Minuten.

Das Rapsöl in einer Pfanne erhitzen und das Filet darin anbraten. Von allen Seiten 5 Minuten braten.

Das Schweinefleisch in den Kochtopf geben und die restlichen Zutaten, außer dem Limettensaft, unterrühren.

Mit Salz und Pfeffer abschmecken und auf niedriger Stufe 6 Stunden lang kochen. Nach dem Kochen den Limettensaft unterrühren und die Suppe warm oder gekühlt servieren.

TOSKANISCHE HÜHNERSUPPE.

ZUTATEN: für **Portionen:** 6

2 Hühnerbrüste, gewürfelt.

2 oz. Parmesanspäne

1 rote Paprikaschote, entkernt und gewürfelt.

1 Dose (15 Unzen) Cannellini-Bohnen, abgetropft.

1 Dose gewürfelte Tomaten

1 Schalotte, gewürfelt.

1 Karotte, gewürfelt

1 Pastinake, gewürfelt

1 Staudensellerie, in Scheiben geschnitten.

2 Tassen Hühnerbrühe

2 Tassen Wasser

2 Esslöffel Rapsöl

Mit Salz und Pfeffer abschmecken.

1 Teelöffel getrocknete italienische Kräuter

RICHTLINIE: und **fertig in ca:** 6 Std. 15 Minuten.

Das Rapsöl in einer Pfanne erhitzen und das Hähnchen darin anbraten. Einige Minuten lang von allen Seiten goldbraun braten.

Das Huhn in den langsamen Kocher geben. Schalotten, Pastinaken, Sellerie, Paprika, Bohnen, Tomaten, Brühe und Wasser hinzufügen.

Mit Salz und Pfeffer sowie den Kräutern abschmecken und 6 Stunden auf niedriger Stufe kochen.

Die Suppe warm oder gekühlt servieren und mit Parmesanspänen bestreuen.

ERBSEN-WURST-SUPPE.

ZUTATEN: für **Portionen:** 8

2 Tassen gespaltene Erbsen, abgespült.

1 süße Zwiebel, gewürfelt.

2 Möhren, gewürfelt

1 Stange Staudensellerie, gewürfelt

1 Knoblauchzehe, gehackt.

1 Zitrone, entsaftet

1 rote Chilischote, gehackt.

8 Tassen Wasser

4 italienische Würste, in Scheiben geschnitten.

1/2 Teelöffel getrockneter Oregano

2 Esslöffel gehackte Petersilie

2 Esslöffel Tomatenmark

Mit Salz und Pfeffer abschmecken.

RICHTLINIE: und **fertig in ca:** 6 Std. 15 Minuten.

Erbsen, Wasser, Würstchen, Zwiebel, Karotten, Sellerie, Knoblauch, rote Chilischoten, Oregano und Tomatenmark in den langsamen Kocher geben.

Mit Salz und Pfeffer abschmecken und auf niedriger Stufe 6 Stunden kochen.

Zum Schluss den Zitronensaft und die Petersilie unterrühren und die Suppe warm servieren.

SCHWARZE BOHNENSUPPE NACH CAJUN-ART.

ZUTATEN: für **Portionen:** 8

2 Dosen (15 Unzen) schwarze Bohnen, abgetropft.

1 rote Zwiebel, gewürfelt.

1 Knoblauchzehe, gehackt.

1 Pastinake, gewürfelt

1 Staudensellerie, in Scheiben geschnitten.

1 rote Paprika, entkernt und gewürfelt.

4 Tassen Hühnerbrühe

1 Tasse Tomatenmark

2 Tassen Wasser

1 grüne Paprika, entkernt und gewürfelt.

2 Jalapenos, gewürfelt.

2 Esslöffel Olivenöl

1 Teelöffel getrockneter Thymian

1/2 Teelöffel getrocknetes Basilikum

1/2 Teelöffel getrockneter Oregano

1 Teelöffel Cajun-Gewürz

Mit Salz und Pfeffer abschmecken.

2 Esslöffel gehackter Koriander zum Servieren

RICHTLINIE: und **fertig in ca:** 6 Std. 15 Minuten.

Das Öl in einer Pfanne erhitzen und die Zwiebel, den Knoblauch, die Pastinake und die Paprikaschoten darin anbraten. 5 Minuten unter häufigem Rühren kochen, bis sie weich sind.

Geben Sie die Mischung in den langsamen Kocher und fügen Sie die restlichen Zutaten hinzu.

Nach Bedarf mit Salz und Pfeffer abschmecken und 6 Stunden auf niedriger Stufe kochen. Nach dem Kochen den gehackten Koriander unterrühren und sofort servieren.

CURRYMAIS-SUPPE.

ZUTATEN: für **Portionen:** 8

1 Dose (15 Unzen) Zuckermais, abgetropft.

2 große Kartoffeln, geschält und gewürfelt.

1/2 Chilischote, gewürfelt.

1½ Tassen Vollmilch

1 süße Zwiebel, gewürfelt.

2 Knoblauchzehen, gehackt.

2 Tassen Hühnerbrühe

1/4 Teelöffel Kreuzkümmelsamen

Mit Salz und Pfeffer abschmecken.

RICHTLINIE: und **fertig in ca:** 8 Std. 15 Minuten.

Zwiebel, Knoblauch, Brühe, Mais, Kartoffeln und Chilischote in den langsamen Kocher geben.

Die restlichen Zutaten hinzufügen und mit Salz und Pfeffer würzen.

Auf niedriger Stufe 8 Stunden lang kochen. Die Suppe warm und frisch servieren.

PINTO-BOHNEN-CHILI-SUPPE.

ZUTATEN: für **Portionen:** 10

2 Tassen Butternusskürbiswürfel

2 Tassen gekochte Pinto-Bohnen

1/2 Tasse Mais in Dosen, abgetropft.

2 Tassen Wasser

4 Tassen Hühnerbrühe

1 Lorbeerblatt

1 rote Zwiebel, gewürfelt.

2 rote Paprikaschoten, entkernt und gewürfelt.

1 Knoblauchzehe, gehackt.

1 Thymianzweig

2 Esslöffel Tomatenmark

2 Esslöffel Olivenöl

1/2 Teelöffel Chilipulver

1/2 Teelöffel Kreuzkümmelpulver

Mit Salz und Pfeffer abschmecken.

RICHTLINIE: und **fertig in ca:** 4 Std. 15 Minuten.

Das Öl in einer Pfanne erhitzen und die Zwiebel darin andünsten. 2 Minuten kochen, bis sie weich sind.

Die Zwiebel in den langsamen Kocher geben.

Paprika, Knoblauch, Chilipulver, Kreuzkümmel und Butternusskürbis sowie Pintobohnen, Mais, Wasser, Brühe, Tomatenmark, Lorbeerblatt und Thymian hinzufügen.

Mit Salz und Pfeffer würzen und die Suppe 4 Stunden lang auf niedriger Stufe kochen. Die Suppe warm oder gekühlt servieren.

BUTTERNUSSKÜRBIS-RAHMSUPPE.

ZUTATEN: für **Portionen:** 6

1 Sellerieknolle, geschält und gewürfelt.

1 süße Zwiebel, gewürfelt.

2 Knoblauchzehen, gehackt.

1 Kartoffel, geschält und gewürfelt.

3 Tassen Wasser

1 Prise Cayennepfeffer

2 Pastinaken, gewürfelt.

2 Tassen gewürfelter Butternusskürbis

2 Tassen Hühnerbrühe

2 Esslöffel Olivenöl

Mit Salz und Pfeffer abschmecken.

1/4 Teelöffel Kreuzkümmelpulver

RICHTLINIE: und **fertig in ca:** 4 Std. 15 Minuten.

Das Öl in einer Pfanne erhitzen und die Zwiebel und den Knoblauch darin andünsten. 2-3 Minuten anbraten, bis sie weich sind, dann in den Slow Cooker geben.

Die restlichen Zutaten hinzufügen und mit Salz und Pfeffer würzen.

Die Suppe 4 Stunden lang auf niedriger Stufe kochen. Nach dem Kochen den Deckel abnehmen und die Suppe mit einem Stabmixer pürieren. Servieren Sie die Suppe warm.

LAUCH-KARTOFFEL-SUPPE.

ZUTATEN: für **Portionen:** 8

4 Lauchstangen, in Scheiben geschnitten.

1 Esslöffel Olivenöl

4 Scheiben Speck, gewürfelt.

1 Staudensellerie, in Scheiben geschnitten.

4 große Kartoffeln, geschält und gewürfelt.

2 Tassen Hühnerbrühe

3 Tassen Wasser

1 Lorbeerblatt

1 Thymianzweig

1 Zweig Rosmarin

1/4 Teelöffel Cayennepfeffer

1/4 Teelöffel geräucherter Paprika

Mit Salz und Pfeffer abschmecken.

RICHTLINIE: und **fertig in ca:** 6 Std. 30 Minuten.

Das Öl in einer Pfanne erhitzen und den Speck hinzufügen. Knusprig braten und dann den Lauch unterrühren.

5 Minuten anbraten, bis sie weich sind, dann in den Slow Cooker geben.

Die restlichen Zutaten hinzufügen und auf niedriger Stufe etwa 6 Stunden kochen. Die Suppe warm servieren.

HÜHNER-ENCHILADA-SUPPE.

ZUTATEN: für **Portionen:** 8

1 Dose (15 Unzen) gewürfelte Tomaten

1 Dose (15 Unzen) Zuckermais, abgetropft.

1 Dose (4 Unzen) grüner Chili, gehackt.

2 Tassen Hühnerbrühe

4 Tassen Wasser

2 Schalotten, gewürfelt.

2 Knoblauchzehen, gehackt.

1 Hühnerbrust, gewürfelt

1 Lorbeerblatt

1 Esslöffel Olivenöl

1/2 Teelöffel Kreuzkümmelpulver

1/2 Teelöffel Chilipulver

Mit Salz und Pfeffer abschmecken.

RICHTLINIE: und **fertig in ca:** 6 Std. 30 Minuten.

Das Olivenöl, die Schalotten, den Knoblauch und das Hähnchen in einer Pfanne vermengen und 5 Minuten lang kochen.

Das Hähnchen in den langsamen Kocher geben und die restlichen Zutaten hinzufügen.

Mit Salz und Pfeffer abschmecken und 6 Stunden auf niedriger Stufe kochen. Die Suppe warm servieren.

ITALIENISCHE GERSTENSUPPE.

ZUTATEN: für Portionen: 8

2 rote Paprikaschoten, entkernt und gewürfelt.

2 Tomaten, gehäutet und gewürfelt.

2 Tassen Gemüsebrühe

2/3 Tasse Perlgraupen

3 Tassen Wasser

1 Schalotte, gewürfelt.

1 Knoblauchzehe, gehackt.

1 Karotte, gewürfelt

1 Stange Staudensellerie, gewürfelt

2 Tassen frischer Spinat, zerkleinert.

1 Zitrone, entsaftet

2 Esslöffel Olivenöl

1 Teelöffel getrockneter Oregano

1 Teelöffel getrocknetes Basilikum

Mit Salz und Pfeffer abschmecken.

RICHTLINIE: und fertig in ca: 6 Std. 15 Minuten.

Das Öl in einer Pfanne erhitzen und die Schalotte, den Knoblauch, die Karotte, den Sellerie und die Paprikaschoten darin anbraten.

5 Minuten kochen, bis das Gemüse weich ist, dann in den Slow Cooker geben. Sie können diesen Schritt auslassen, aber wenn Sie das Gemüse vorher anbraten, wird der Geschmack besser.

Die restlichen Zutaten in den Topf geben und mit Salz und Pfeffer würzen.

Auf niedriger Stufe 6 Stunden lang kochen. Die Suppe kann sowohl warm als auch gekühlt serviert werden.

SCHWARZE BOHNENSUPPE.

ZUTATEN: für Portionen: 8

1/2 Pfund schwarze Bohnen, abgespült.

2 Tassen Hühnerbrühe

1/2 Tasse saure Sahne zum Servieren

1 rote Paprikaschote, entkernt und gewürfelt.

1 Lorbeerblatt

5 Tassen Wasser

1 süße Zwiebel, gewürfelt.

2 Möhren, gewürfelt

1 Pastinake, gewürfelt

1 Stange Staudensellerie, gewürfelt

2 Tomaten, gewürfelt

2 Esslöffel Tomatenmark

2 Esslöffel gehackter Koriander zum Servieren

1/2 Teelöffel Kreuzkümmelpulver

1/4 Teelöffel Chilipulver

Mit Salz und Pfeffer abschmecken.

RICHTLINIE: und **fertig in ca:** 7 Std. 15 Minuten.

Die schwarzen Bohnen, die Hühnerbrühe, das Wasser und das Gemüse in den langsamen Kocher geben.

Kreuzkümmelpulver, Chilipulver, Lorbeerblatt, Salz und Pfeffer hinzufügen und die Suppe 7 Stunden lang auf niedriger Stufe kochen.

Anschließend den Koriander unterrühren.

Die Suppe in Schalen füllen und kurz vor dem Servieren mit saurer Sahne bestreichen.

SCHNELLE LINSEN-SCHINKEN-SUPPE.

ZUTATEN: für **Portionen:** 6

4 oz. Schinken, gewürfelt

1 Karotte, gewürfelt

1 Tasse getrocknete Linsen, abgespült.

2 Tassen Wasser

1/2 Tasse Tomatensauce

1½ Tassen Hühnerbrühe

1 Staudensellerie, in Scheiben geschnitten.

1 Schalotte, gewürfelt.

1 Esslöffel Olivenöl

1/2 Teelöffel getrockneter Oregano

1/2 Teelöffel getrocknetes Basilikum

Mit Salz und Pfeffer abschmecken.

RICHTLINIE: und **fertig in ca:** 1 Std. 45 Minuten.

Olivenöl, Schinken, Karotten, Sellerie, Schalotten, Oregano, Basilikum, Linsen, Wasser, Tomatensauce und Brühe vermengen.

Mit Salz und Pfeffer abschmecken und auf höchster Stufe 1½ Stunden kochen. Die Suppe kann sowohl warm als auch gekühlt serviert werden.

RINDFLEISCH-TACO-SUPPE.

ZUTATEN: für **Portionen:** 8

1 Pfund Rinderbrühe, gewürfelt.

1 Dose (15 Unzen) schwarze Bohnen, abgetropft.

1 Dose (15 Unzen) Cannellini-Bohnen, abgetropft.

1 Tasse Mais in Dosen, abgetropft.

1 Tasse Tomatensauce

1 Zwiebel, gewürfelt.

1 Jalapeno-Pfeffer, gehackt.

1 Knoblauchzehe, gehackt.

1 Tasse dunkles Bier

1 Esslöffel Olivenöl

2 Esslöffel Taco-Gewürz

Mit Salz und Pfeffer abschmecken.

3 Tassen Wasser

2 Tassen Rinderbrühe

1 Avocado, in Scheiben geschnitten.

1/2 Becher saure Sahne

RICHTLINIE: und **fertig in ca:** 7 Std. 15 Minuten.

Das Öl in einer Pfanne erhitzen und die Zwiebel, das Rindfleisch und den Knoblauch hinzufügen. 2 Minuten anbraten und dann in den Slow Cooker geben.

Bohnen, Mais, Tomatensauce, Bier, Tacogewürz und Jalapeno unterrühren.

Mit Salz und Pfeffer abschmecken und auf niedriger Stufe 7 Stunden kochen.

Zum Servieren die Suppe in Servierschalen füllen und mit Sauerrahm und Avocadoscheiben garnieren.

GETRÄNKE

HEISSE SCHOKOLADE MIT ALKOHOL.

ZUTATEN: für **Portionen:** 6

4 Tassen Vollmilch

1 Tasse dunkle Schokoladensplitter

1/2 Tasse dunkler Rum

1 Zimtstange

1 Tasse gezuckerte Kondensmilch

2 Esslöffel Ahornsirup

RICHTLINIE: und **fertig in ca:** 4 Std. 15 Minuten.

Mischen Sie alle Zutaten in Ihrem langsamen Kocher.

Den Topf abdecken und 4 Stunden auf niedriger Stufe kochen. Das Getränk wird am besten warm serviert.

APFEL-INGWER-KÖSTLICHKEIT.

ZUTATEN: für **Portionen:** 6

1-Zoll-Stück Ingwer, in Scheiben geschnitten.

1/4 Tasse hellbrauner Zucker

4 Tassen Apfelwein

1 Tasse Ingwerbier

1/2 Tasse Bourbon

1 Teelöffel dunkle Melasse

RICHTLINIE: und **fertig in ca:** 1 Std. 45 Minuten.

Kombinieren Sie alle Zutaten in Ihrem Slow Cooker.

Zudecken und 1½ Stunden auf niedriger Stufe kochen. Das Getränk heiß servieren.

DIE ULTIMATIVE HEISSE SCHOKOLADE.

ZUTATEN: für **Portionen:** 6

1 Becher Schlagsahne

1 Tasse dunkle Schokoladensplitter

4 Tassen Vollmilch

1 Tasse gezuckerte Kondensmilch

1 Esslöffel Kakaopulver

1 Prise Salz

Mini-Marshmallows zum Servieren

RICHTLINIE: und **fertig in ca:** 4 Std. 15 Minuten.

Mischen Sie alle Zutaten in Ihrem Kochtopf.

Zudecken und 4 Stunden auf niedriger Stufe kochen. Das Getränk heiß und mit Marshmallows bestreut servieren.

BUTTERED HOT RUM.

ZUTATEN: für **Portionen:** 6

1 ganze Nelke

1 Tasse dunkler Rum

4 Tassen Wasser

1 Tasse dunkelbrauner Zucker

1/4 Tasse Butter

2 Zimtstangen

RICHTLINIE: und **fertig in ca:** 4 Std. 15 Minuten.

Mischen Sie das Wasser, den Zucker, die Butter, den Zimt und die ganze Nelke in Ihrem langsamen Kocher.

4 Stunden lang auf niedriger Stufe kochen. Nach dem Kochen den Rum unterrühren und sofort servieren.

KARAMELL-APFELWEIN.

ZUTATEN: für **Portionen:** 6

1/2 Tasse weißer Zucker

1 Tasse frischer Orangensaft

1 Zimtstange

1/2 Tasse Wasser

4 Tassen Apfelwein

RICHTLINIE: und **fertig in ca:** 1 Std. 15 Minuten.

Den Zucker in einem Topf schmelzen, bis er eine bernsteinfarbene Farbe annimmt. Das Wasser hinzufügen und 2 Minuten lang kochen, bis der Zucker geschmolzen ist.

Kombinieren Sie die Karamellsoße mit den restlichen Zutaten in Ihrem Kochtopf.

1 Stunde lang auf höchster Stufe kochen. Servieren Sie den Apfelwein warm.

HEIßES KARAMELL-APFELGETRÄNK.

ZUTATEN: für **Portionen:** 8

6 Tassen Apfelwein

1/2 Tasse Karamellsirup

2 rote Äpfel, entkernt und gewürfelt.

2 Zimtstangen

1 Tasse Apfellikör

1 Tasse leichter Rum

RICHTLINIE: und **fertig in etwa:** 2 Std. 15 Minuten.

Mischen Sie alle Zutaten in Ihrem langsamen Kocher.

Den Topf abdecken und 2 Stunden auf niedriger Stufe kochen.

PFIRSICH-APFELWEIN.

ZUTATEN: für **Portionen:** 6

2 Tassen Pfirsichnektar

2 Tassen Apfelwein

1 Zimtstange

1 Prise Muskatnuss

2 Tassen Apfelsaft

1 Sternanis

2 Kardamomschoten, zerdrückt

2 Esslöffel hellbrauner Zucker

RICHTLINIE: und **fertig in ca:** 4 Std. 15 Minuten.

Kombinieren Sie alle Zutaten in Ihrem Slow Cooker.

Zudecken und 4 Stunden auf niedriger Stufe kochen. Den Apfelwein warm servieren.

APFEL-CHAI-TEE.

ZUTATEN: für **Portionen:** 8

4 Tassen gebrühter schwarzer Tee

2 Zimtstangen

1 Sternanis

2 ganze Nelken

2 Kardamomschoten, zerdrückt

4 Tassen frischer Apfelsaft

1/3 Tasse weißer Zucker

2 rote Äpfel, entkernt und gewürfelt.

RICHTLINIE: und **fertig in ca:** 4 Std. 15 Minuten.

Kombinieren Sie alle Zutaten in Ihrem Kochtopf.

Den Tee 4 Stunden lang auf niedriger Stufe kochen. Servieren Sie den Tee warm.

APFEL-BOURBON-PUNSCH.

ZUTATEN: für **Portionen:** 4

3 Tassen Apfelwein

2 Zimtstangen

2 ganze Nelken

1/4 Tasse hellbrauner Zucker

1 Tasse Bourbon

1/2 Tasse frische oder gefrorene Preiselbeeren

RICHTLINIE: und **fertig in etwa:** 2 Std. 15 Minuten.

Alle Zutaten in den Kochtopf geben und 2 Stunden lang auf niedriger Stufe kochen. Servieren Sie das Getränk heiß.

AHORN-BOURBON-GLÜHWEIN.

ZUTATEN: für **Portionen:** 6

5 Tassen Apfelwein

1/2 Tasse frischer Apfelsaft

1/4 Tasse Ahornsirup

2 Sternanis

1/2 Tasse Bourbon

RICHTLINIE: und **fertig in ca:** 1 Std. 45 Minuten.

Mischen Sie alle Zutaten in Ihrem langsamen Kocher.

Den Topf abdecken und 1½ Stunden auf niedriger Stufe kochen. Heiß servieren.

VANILLE-LATTE.

ZUTATEN: für **Portionen:** 6

1 Vanilleschote, der Länge nach halbiert

1/4 Tasse gezuckerte Kondensmilch

4 Tassen Vollmilch

2 Tassen gebrühter Kaffee

RICHTLINIE: und **fertig in etwa:** 2 Std. 15 Minuten.

Kombinieren Sie alle Zutaten in Ihrem Kochtopf.

Zudecken und 2 Stunden auf niedriger Stufe kochen. Den Milchkaffee warm servieren.

HERBSTPUNSCH.

ZUTATEN: für **Portionen:** 8

6 Tassen Rotwein

2 rote Äpfel, entkernt und gewürfelt.

1 reife Birne, entkernt und in Scheiben geschnitten

1 Zimtstange

2 ganze Nelken

1 Tasse Bourbon

1 Tasse Cranberry-Saft

1 Vanilleschote, der Länge nach halbiert

RICHTLINIE: und **fertig in ca:** 4 Std. 15 Minuten.

Kombinieren Sie alle Zutaten in Ihrem Slow Cooker.

Zudecken und 4 Stunden auf niedriger Stufe kochen. Der Punsch kann sowohl heiß als auch gekühlt serviert werden.

HEIßE NUTELLA-SCHOKOLADE.

ZUTATEN: für **Portionen:** 6

1/4 Becher Schlagsahne

1 Zimtstange

5 Tassen Vollmilch

3/4 Tasse Nutella-Aufstrich

RICHTLINIE: und **fertig in ca:** 4 Std. 15 Minuten.

Mischen Sie alle Zutaten in Ihrem langsamen Kocher.

Den Topf abdecken und 4 Stunden auf niedriger Stufe kochen. Das Getränk heiß servieren.

HOT CRANBERRY TODDY.

ZUTATEN: für **Portionen:** 8

6 Tassen Apfelwein

1/4 Tasse hellbrauner Zucker

1/2 Tasse frische oder gefrorene Preiselbeeren

2 Tassen Cranberry-Saft

1/4 Tasse dunkler Rum

RICHTLINIE: und **fertig in ca:** 4 Std. 15 Minuten.

Mischen Sie alle Zutaten in Ihrem Kochtopf.

4 Stunden lang auf niedriger Stufe kochen. Servieren Sie den Toddy warm.

HEIßE PFEFFERMINZSCHOKOLADE.

ZUTATEN: für **Portionen:** 6

1 Becher Schlagsahne

1 Tasse dunkle Schokolade

4 Tassen Vollmilch

1 Prise Salz

1 Esslöffel Kakaopulver

1 Teelöffel Pfefferminz-Extrakt

RICHTLINIE: und **fertig in ca:** 1 Std. 45 Minuten.

Mischen Sie alle Zutaten in Ihrem langsamen Kocher.

Den Topf abdecken und 1½ Stunden auf niedriger Stufe kochen. Servieren Sie die Schokolade warm.

LIMONADE-APFELWEIN.

ZUTATEN: für **Portionen:** 6

5 Tassen Apfelwein

1 große Zitrone, in Scheiben geschnitten.

1/4 Tasse Honig

1 Tasse Ingwerbier

RICHTLINIE: und **fertig in ca:** 1 Std. 30 Minuten.

Kombinieren Sie alle Zutaten in Ihrem Slow Cooker.

Zugedeckt 1 1/4 Stunden auf niedriger Stufe kochen. Das Getränk warm oder gekühlt servieren.

HEIßE HIMBEERSCHOKOLADE.

ZUTATEN: für **Portionen:** 8

1 Tasse gezuckerte Kondensmilch

6 Tassen Vollmilch

1/2 Tasse kernlose Himbeerkonfitüre

1/4 Tasse Kakaopulver

1 Becher Schlagsahne

1 Prise Salz

RICHTLINIE: und **fertig in etwa:** 2 Std. 15 Minuten.

Kombinieren Sie alle Zutaten in Ihrem Kochtopf.

Zudecken und 2 Stunden auf niedriger Stufe kochen. Das Getränk heiß servieren.

ROSMARIN GLÜHWEIN.

ZUTATEN: für **Portionen:** 6

4 Tassen Apfelwein

1/2 Tasse weißer Zucker

1 Zimtstange

2 ganze Nelken

2 Tassen Rosenwein

1 Tasse frische oder gefrorene Preiselbeeren

1 Zweig Rosmarin

RICHTLINIE: und **fertig in ca:** 3 Std. 15 Minuten.

Kombinieren Sie alle Zutaten in Ihrem Slow Cooker.

Zudecken und 3 Stunden auf niedriger Stufe kochen. Das Getränk warm servieren.

CRANBERRY-GEWÜRZTEE.

ZUTATEN: für **Portionen:** 6

2 Sternanis

2 Kardamomschoten, zerdrückt

1 Zitrone, in Scheiben geschnitten.

1 Tasse stark gebrühter schwarzer Tee

4 Tassen Wasser

1 Tasse Cranberry-Saft

1/2 Tasse weißer Zucker

2 Zimtstangen

RICHTLINIE: und **fertig in etwa:** 2 Std. 15 Minuten.

Kombinieren Sie alle Zutaten in Ihrem Slow Cooker.

Auf höchster Stufe 2 Stunden lang kochen. Servieren Sie das Getränk warm.

INGWER-KÜRBIS-LATTE.

ZUTATEN: für **Portionen:** 6

4 Tassen Vollmilch

1 Zimtstange

1 Prise Muskatnuss

1 Tasse Kürbispüree

1 Tasse gebrühter Kaffee

1/4 Tasse dunkelbrauner Zucker

1 Teelöffel gemahlener Ingwer

RICHTLINIE: und **fertig in ca:** 3 Std. 15 Minuten.

Kombinieren Sie alle Zutaten in einem langsamen Kocher.

Den Topf abdecken und 3 Stunden auf niedriger Stufe kochen. Servieren Sie die Latte warm.

DESSERT-REZEPTE

PFEFFERMINZ-SCHOKO-CLUSTER.

ZUTATEN: für **Portionen:** 20

1½ Tassen dunkle Schokoladensplitter

2 Tassen Brezeln, zerkleinert.

1 Tasse Pekannüsse, gehackt.

1/2 Tasse Milchschokoladenstückchen

1 Teelöffel Pfefferminz-Extrakt

RICHTLINIE: und **fertig in ca:** 4 Std. 15 Minuten.

Kombinieren Sie alle Zutaten in Ihrem Slow Cooker. Den Topf abdecken und auf niedriger Stufe 4 Stunden lang kochen.

Anschließend kleine Häufchen auf ein mit Backpapier ausgelegtes Backblech setzen. Vor dem Servieren abkühlen lassen und fest werden lassen.

WALNUSS-APFEL-CRISP.

ZUTATEN: für **Portionen:** 6

1 1/2 lbs. Granny Smith Äpfel, geschält, entkernt und in Scheiben geschnitten

1/2 Tasse Allzweckmehl

1/4 Tasse Butter, geschmolzen.

1 Tasse gemahlene Walnüsse

4 Esslöffel hellbrauner Zucker

1 Esslöffel Zitronensaft

1 Esslöffel Speisestärke

2 Esslöffel weißer Zucker

1 Teelöffel Zimtpulver

1 Teelöffel gemahlener Ingwer

1 Prise Salz

Karamellsauce zum Servieren

RICHTLINIE: und **fertig in ca:** 4 Std. 30 Minuten.

Mischen Sie die Äpfel, den Zimt, den Ingwer, den hellbraunen Zucker, den Zitronensaft und die Speisestärke in Ihrem Slow Cooker.

Für den Belag das Mehl, die Walnüsse, den weißen Zucker, das Salz und die Butter in einer Schüssel vermischen.

Diese Mischung über die Äpfel verteilen und den Topf abdecken. Auf niedriger Stufe 4 Stunden lang kochen. Servieren Sie den Crisp gekühlt.

HERBSTLICHER BROTPUDDING.

ZUTATEN: für **Portionen:** 8

16 oz. Brotwürfel

1/2 Tasse goldene Rosinen

1/4 Tasse Butter, geschmolzen.

2 Tassen Vollmilch

4 Eier, verquirlt

1/2 Tasse weißer Zucker

2 rote Äpfel, geschält und gewürfelt.

2 Birnen, geschält und gewürfelt.

1 Teelöffel Vanilleextrakt

1/2 Teelöffel Zimtpulver

RICHTLINIE: und **fertig in ca:** 5 Std. 30 Minuten.

Mischen Sie die Brotwürfel, Äpfel, Birnen und Rosinen in Ihrem Slow Cooker.

Butter, Milch, Eier, Zucker, Vanille und Zimt in einer Schüssel verrühren.

Diesc Mischung über das Brot gießen. Den Topf abdecken und auf niedriger Stufe 5 Stunden kochen. Den Brotpudding leicht warm servieren.

GEBRATENE AHORNBIRNEN.

ZUTATEN: für **Portionen:** 4

4 reife Birnen, sorgfältig geschält und entkernt

1 Zimtstange

2 Kardamomschoten, zerdrückt

1/4 Tasse Ahornsirup

1/4 Tasse Weißwein

1/2 Tasse Wasser

1 Teelöffel geriebener Ingwer

RICHTLINIE: und **fertig in ca:** 6 Std. 15 Minuten.

Kombinieren Sie alle Zutaten in Ihrem Slow Cooker. Mit einem Deckel abdecken und auf niedriger Stufe 6 Stunden lang kochen.

Vor dem Servieren abkühlen lassen.

APFEL-SAUERRAHM-CROSTATA.

ZUTATEN: für **Portionen:** 8

2-lbs. Granny Smith Äpfel, geschält, entkernt und in Scheiben geschnitten

1/4 Tasse hellbrauner Zucker

1½ Tassen Allzweckmehl

1/2 Becher saure Sahne

1/2 Tasse Butter, gekühlt und gewürfelt

2 Esslöffel weißer Zucker

1 Esslöffel Speisestärke

1 Teelöffel Zimtpulver

1 Prise Salz

RICHTLINIE: und **fertig in ca:** 6 Std. 30 Minuten.

Butter, Mehl, Salz und weißen Zucker in einer Schüssel mischen.

Die Mischung mit den Fingerspitzen gut reiben, bis sie körnig ist, dann die saure Sahne einrühren und einige Male kneten.

Rollen Sie den Teig auf einer bemehlten Arbeitsfläche so aus, dass er der Größe Ihres Kochtopfs entspricht.

Geben Sie den Teig in den langsamen Kocher.

Für den Belag die Äpfel, die Maisstärke, den Zimt und den hellbraunen Zucker in einer Schüssel vermischen. Die Mischung über den Teig geben.

Den Topf abdecken und auf niedriger Stufe 6 Stunden lang kochen. Die Crostata gekühlt servieren.

CREMIGER KOKOSNUSS-TAPIOKA-PUDDING.

ZUTATEN: für **Portionen:** 6

2 Tassen Kokosnussmilch

1 Tasse Tapioka-Perlen

1/2 Tasse Kokosnusszucker

1 Tasse Kokosnussflocken

1 Tasse Wasser

1 Teelöffel Vanilleextrakt

RICHTLINIE: und **fertig in ca:** 4 Std. 15 Minuten.

Kombinieren Sie alle Zutaten in Ihrem Slow Cooker.

Den Topf abdecken und auf niedriger Stufe 4 Stunden lang kochen. Den Pudding warm oder gekühlt servieren.

EINE SCHÜSSEL SCHOKOLADENKUCHEN.

ZUTATEN: für **Portionen:** 10

1 Tasse Vollmilch

1/2 Tasse Rapsöl

1/2 Tasse gebrühter Kaffee

1½ Tassen Zucker

1½ Tassen Allzweckmehl

2 Eier

1/2 Tasse Kakaopulver

1 Teelöffel Backpulver

1 Teelöffel Backpulver

1/2 Teelöffel Salz

1 Teelöffel Vanilleextrakt

RICHTLINIE: und **fertig in ca:** 4 Std. 15 Minuten.

Alle Zutaten in einer Schüssel vermengen und kurz durchmischen.

Gießen Sie den Teig in den Kochtopf und decken Sie den Topf mit dem Deckel ab.

Auf niedriger Stufe 4 Stunden lang kochen. Lassen Sie den Kuchen im Topf abkühlen, bevor Sie ihn aufschneiden und servieren.

BANANEN-STÜCKCHEN-KUCHEN.

ZUTATEN: für **Portionen:** 10

1/2 Tasse Butter, erweicht

1 Tasse Allzweckmehl

2 reife Bananen, in Scheiben geschnitten.

1/2 Tasse dunkle Schokoladensplitter

1/2 Tasse brauner Zucker

1/4 Tasse Milch

1/4 Tasse weißer Zucker

2 Eier

2 Esslöffel dunkler Rum

1 Teelöffel Backpulver

1/2 Teelöffel Salz

RICHTLINIE: und **fertig in ca:** 3 Std. 15 Minuten.

Die Butter und den Zucker in einer Schüssel einige Minuten lang cremig rühren.

Die Eier, den Rum und die Milch hinzufügen und kurz verrühren.

Mehl, Salz und Backpulver unterheben, dann die Banane und die Schokoladenstückchen unterheben.

Den Teig in den gefetteten Slow Cooker geben und 3 Stunden lang auf höchster Stufe kochen. Servieren Sie den Kuchen gekühlt.

LAVENDEL-BROMBEER-CRUMBLE.

ZUTATEN: für **Portionen:** 6

1 1/2 Pfund frische Brombeeren

1 Tasse Allzweckmehl

1/2 Tasse Butter, gekühlt und gewürfelt

1/4 Tasse weißer Zucker

2 Esslöffel Speisestärke

1 Teelöffel Vanilleextrakt

1 Teelöffel getrocknete Lavendelknospen

1 Prise Salz

RICHTLINIE: und **fertig in etwa:** 2 Std. 15 Minuten.

Mischen Sie Brombeeren, Maisstärke, Vanille, Zucker und Lavendel in Ihrem Slow Cooker.

Mehl, Salz und Butter in einer Schüssel vermengen und mit den Fingerspitzen gut verreiben, bis die Mischung körnig aussieht.

Die Mischung über dem Gemüse verteilen und 2 Stunden lang auf höchster Stufe kochen. Den Crumble gekühlt servieren.

Amarena-Kirsch-Cola-Torte.

ZUTATEN: für **Portionen:** 8

2 Tassen Amarenakirschen, entsteint

1 Tasse Cola

1/4 Tasse hellbrauner Zucker

1/2 Tasse Butter, geschmolzen.

1/2 Tasse Vollmilch

1½ Tassen Allzweckmehl

1/4 Tasse Kakaopulver

1/4 Teelöffel Salz

1 Teelöffel Vanilleextrakt

1/2 Teelöffel Backpulver

1/2 Teelöffel Backpulver

RICHTLINIE: und **fertig in ca:** 4 Std. 15 Minuten.

Cola, Zucker, Butter, Vanille und Milch in einer Schüssel verrühren. Mehl, Kakaopulver, Salz, Backpulver und Natron hinzugeben und kurz verrühren.

Die Kirschen unterheben. Den Teig in den langsamen Kocher geben und auf niedriger Stufe 4 Stunden lang kochen. Lassen Sie den Kuchen im Topf abkühlen, bevor Sie ihn aufschneiden und servieren.

Kürbis-Croissant-Pudding.

ZUTATEN: für **Portionen:** 6

6 große Croissants, gewürfelt.

1/4 Tasse weißer Zucker

1½ Tassen Kürbispüree

1 Tasse Magermilch

3 Eier

1 Teelöffel Zimtpulver

RICHTLINIE: und **fertig in ca:** 5 Std. 15 Minuten.

Legen Sie die Hörnchen in den Kochtopf.

Milch, Kürbispüree, Eier, Zimt und Zucker in einer Schüssel verrühren.

Diese Mischung über die Croissants gießen.

Den Topf mit dem Deckel abdecken und 5 Stunden lang auf niedriger Stufe kochen. Den Pudding gekühlt servieren.

SEIDIGES SCHOKOLADENFONDUE.

ZUTATEN: für **Portionen:** 6

1/4 Tasse Vollmilch

1½ Tassen dunkle Schokoladensplitter

1 Becher Schlagsahne

1/4 Tasse gezuckerte Kondensmilch

2 Esslöffel dunkler Rum

Frisches Obst Ihrer Wahl zum Servieren (Erdbeeren, Weintrauben, Bananen, Kiwis

RICHTLINIE: und **fertig in etwa:** 2 Std. 15 Minuten.

Die Sahne, die beiden Milchsorten, die Schokoladenstückchen und den Rum in den langsamen Kocher geben.

Zugedeckt 2 Stunden lang auf niedriger Stufe kochen. Das Fondue mit frischen Früchten servieren.

APFEL-KIRSCH-COBBLER.

ZUTATEN: für **Portionen:** 10

1 Pfund Kirschen, entsteint

1 1/4 Tassen Allzweckmehl

1/2 Tasse Butter, gekühlt und gewürfelt

1/2 Tasse Buttermilch, gekühlt

4 rote Äpfel, geschält und in Scheiben geschnitten.

4 Esslöffel Ahornsirup

2 Esslöffel Speisestärke

1 Esslöffel Zitronensaft

2 Esslöffel weißer Zucker

RICHTLINIE: und **fertig in ca:** 4 Std. 30 Minuten.

Kirschen, Äpfel, Ahornsirup, Maisstärke und Zitronensaft im Kochtopf vermengen.

Für den Belag Mehl, Butter und Zucker in einer Schüssel mischen und mit den Fingerspitzen gut verreiben, bis die Masse körnig ist.

Die Buttermilch einrühren und kurz durchmischen.

Den Teig über die Fruchtmischung geben und 4 Stunden lang auf niedriger Stufe backen. Servieren Sie den Cobbler gekühlt.

SCHOKOLADEN-WALNUSS-BROT.

ZUTATEN: für Portionen: 8

1 Tasse Vollmilch

1/4 Becher saure Sahne

1/2 Tasse Rapsöl

1/2 Tasse hellbrauner Zucker

1 Tasse Allzweckmehl

1/2 Tasse Kakaopulver

3 Eier

1 Teelöffel Vanilleextrakt

1/4 Teelöffel Salz

1 Teelöffel Backpulver

1 Tasse Walnüsse, zerkleinert.

RICHTLINIE: und fertig in etwa: 2 Std. 30 Minuten.

Milch, Eier, Rapsöl, Vanille, Zucker und saure Sahne in einer Schüssel verrühren.

Die restlichen Zutaten hinzufügen und schnell umrühren, bis sie sich verbunden haben.

Den Teig in den Kochtopf geben und 2 Stunden lang auf höchster Stufe kochen. Lassen Sie das Brot vor dem Servieren im Topf abkühlen.

ZITRONEN-BEEREN-KUCHEN.

ZUTATEN: für Portionen: 10

1 Tasse weißer Zucker

1 Tasse Butter, erweicht

1 Tasse frische gemischte Beeren

4 Eier

1 Tasse Allzweckmehl

1 Teelöffel Vanilleextrakt

2 Teelöffel Zitronenschale

1 Teelöffel Backpulver

1/4 Teelöffel Salz

RICHTLINIE: und **fertig in ca:** 4 Std. 30 Minuten.

Die Butter, den Zucker und die Vanille in einer Schüssel cremig rühren.

Die Eier, eines nach dem anderen, sowie die Zitronenschale hinzufügen und 1 Minute lang bei hoher Geschwindigkeit mixen.

Mehl, Backpulver und Salz unterheben und den Teig mit einem Löffel in den Slow Cooker geben.

Den Topf abdecken und 4 Stunden auf niedriger Stufe kochen. Den Kuchen vor dem Servieren abkühlen lassen.

ERDNUSSBUTTER-KÄSEKUCHEN.

ZUTATEN: für **Portionen:** 10

Kruste:

8 oz. Graham-Cracker, zerkleinert

1/2 Tasse Butter, geschmolzen.

Füllung:

1/2 Becher saure Sahne

2/3 Tasse hellbrauner Zucker

20 oz. Frischkäse

1 Tasse glatte Erdnussbutter

4 Eier

1 Teelöffel Vanilleextrakt

1 Prise Salz

RICHTLINIE: und **fertig in ca:** 8 Std. 30 Minuten.

Für die Kruste mischen Sie die Cracker mit der Butter, geben die Mischung in den langsamen Kocher und drücken sie gut auf den Boden des Topfes.

Für die Füllung Frischkäse, Erdnussbutter, saure Sahne, Zucker, Vanille, Eier und Salz in einer Schüssel verrühren.

Die Füllung über die Kruste gießen und 8 Stunden auf niedriger Stufe kochen. Lassen Sie den Käsekuchen vor dem Servieren vollständig abkühlen.

KOKOSNUSSPOCHIERTE BIRNEN.

ZUTATEN: für **Portionen:** 6

6 reife, aber feste Birnen

1 Sternanis

3/4 Tasse Kokosnusszucker

2 Zitronenringe

2 Tassen Kokosnussmilch

2 Tassen Wasser

1 Zimtstange

RICHTLINIE: und **fertig in ca:** 6 Std. 15 Minuten

Schälen und entkernen Sie die Birnen sorgfältig und legen Sie sie in den langsamen Kocher.

Die restlichen Zutaten hinzufügen und einen Deckel auflegen. Auf niedriger Stufe 6 Stunden lang kochen. Lassen Sie die Birnen vor dem Servieren im Topf abkühlen.

APFELBUTTER.

ZUTATEN: für **Portionen:** 12

2 Pfund säuerliche Äpfel, geschält und entkernt

4 lbs. Granny Smith Äpfel, geschält und entkernt

2 Tassen weißer Zucker

1 Tasse frischer Apfelsaft

1 Teelöffel Zimtpulver

1/2 Teelöffel gemahlener Ingwer

RICHTLINIE: und **fertig in ca:** 8 Std. 15 Minuten.

Alle Zutaten in einen langsamen Kocher geben und gut vermischen.

Mit einem Deckel abdecken und 8 Stunden kochen. Danach die Mischung mit einem Stabmixer pürieren und in Gläser füllen.

Verschließen Sie die Gläser und lagern Sie sie bis zu einigen Monaten in Ihrem Lagerraum.

SAURE ÄPFEL UND BIRNEN.

ZUTATEN: für **Portionen:** 6

4 reife Birnen, geschält, entkernt und in Scheiben geschnitten

1 Tasse Apfelsaft

1 Tasse Wasser

1 Zimtstange

1 Sternanis

2 Granny Smith Äpfel, geschält, entkernt und in Scheiben geschnitten

1/4 Tasse hellbrauner Zucker

1/4 Tasse Butter

RICHTLINIE: und **fertig in ca:** 6 Std. 15 Minuten.

Kombinieren Sie alle Zutaten in Ihrem Kochtopf.

Den Topf abdecken und auf niedriger Stufe 6 Stunden lang kochen. Lassen Sie das Dessert vor dem Servieren im Topf abkühlen.

HIMBEER-BROWNIE-TORTE.

ZUTATEN: für **Portionen:** 10

1½ Tassen dunkle Schokolade, gehackt.

1/2 Tasse Allzweckmehl

1½ Tassen frische Himbeeren

1/2 Tasse Kakaopulver

1 Tasse Butter, gewürfelt.

1 Tasse Zucker

4 Eier

1 Prise Salz

RICHTLINIE: und **fertig in ca:** 3 Std. 15 Minuten.

Mischen Sie die Butter mit der Schokolade in einer Schüssel und schmelzen Sie sie über einem heißen Wasserbad zu einer glatten Masse.

Die Schüssel vom Herd nehmen und den Zucker und die Eier einrühren. Kakaopulver, Mehl und Salz hinzufügen und den Teig in den eingefetteten Topf gießen.

Mit Himbeeren belegen und den Topf abdecken.

Auf höchster Stufe 3 Stunden lang kochen. Lassen Sie den Kuchen vor dem Servieren abkühlen.

Milton Keynes UK
Ingram Content Group UK Ltd.
UKHW050734170124
436161UK00006B/57